Kinderanästhesie

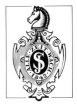

Regionalanästhesie im Kindesalter

Herausgegeben von
K. Kühn und J. Hausdörfer

Unter Mitarbeit von
U. Bauer-Miettinen   B. van den Berg   E. Lanz   G. Sprotte

Mit 7 Abbildungen und 5 Tabellen

Springer-Verlag
Berlin Heidelberg New York Tokyo 1984

Dr. Klaus Kühn
Kinderkrankenhaus Auf der Bult
Abteilung für Anästhesiologie
Lindemannallee 9, 3000 Hannover 1

Prof. Dr. Jürgen Hausdörfer
Medizinische Hochschule Hannover
Abteilung Anästhesiologie III
Konstanty-Gutschow-Straße 8
3000 Hannover 61

ISBN 3-540-13528-6 Springer-Verlag Berlin Heidelberg New York Tokyo
ISBN 0-387-13528-6 Springer-Verlag New York Heidelberg Berlin Tokyo

CIP-Kurztitelaufnahme der Deutschen Bibliothek
Regionalanästhesie im Kindesalter/hrsg. von K. Kühn u. J. Hausdörfer.
Unter Mitarb. von U. Bauer-Miettinen ... – Berlin; Heidelberg; New York;
Tokyo: Springer, 1984 (Kinderanästhesie)
ISBN 3-540-13528-6 (Berlin, Heidelberg, New York, Tokyo)
ISBN 0-387-13528-6 (New York, Heidelberg, Berlin, Tokyo)
NE: Kühn, Klaus [Hrsg.]; Bauer-Miettinen, U. [Mitverf.]

Das Werk ist urheberrechtlich geschützt. Die dadurch begründeten Rechte,
insbesondere die der Übersetzung, des Nachdrucks, der Entnahme von
Abbildungen, der Funksendung, der Wiedergabe auf photomechanischem oder
ähnlichem Wege und der Speicherung in Datenverarbeitungsanlagen bleiben,
auch bei nur auszugsweiser Verwertung, vorbehalten. Die Vergütungsansprüche
des § 54, Abs. 2 UrhG werden durch die „Verwertungsgesellschaft Wort",
München, wahrgenommen.

© Springer-Verlag Berlin Heidelberg 1984
Printed in Germany

Die Wiedergabe von Gebrauchsnamen, Warenbezeichnungen usw. in diesem
Werk berechtigt auch ohne besondere Kennzeichnung nicht zu der Annahme,
daß solche Namen im Sinne der Warenzeichen- und Markenschutz-Gesetzgebung
als frei zu betrachten wären und daher von jedermann benutzt werden dürften.

Produkthaftung: Für Angaben über Dosierungsanweisungen und
Applikationsformen kann vom Verlag keine Gewähr übernommen werden.
Derartige Angaben müssen vom jeweiligen Anwender im Einzelfall anhand
anderer Literaturstellen auf ihre Richtigkeit überprüft werden.

Satz u. Bindearbeiten: G. Appl, Wemding, Druck: aprinta, Wemding
2119/3140-543210

Vorwort

Der zweite Band aus der Reihe Kinderanästhesie hat ein Gebiet zum Thema, das nicht ganz unumstritten ist. Dennoch hat auch die Regionalanästhesie im Kindesalter ihre Indikation. Als alleinige Form der Anästhesie stellt sie sicherlich die Ausnahme dar, abgesehen von der Regionalanästhesie des Plexus brachialis. Ein weites Gebiet, auf dem die Lokalanästhesie im Kindesalter eine wichtige und sinnvolle Rolle spielen wird, ist die postoperative und therapeutische Schmerzbekämpfung. Dieser Problembereich wird in dem vorliegenden Buch von verschiedenen Seiten dargelegt und diskutiert und damit auch dem Anästhesisten nahegebracht, der nur selten mit Kindern zu tun hat. Deshalb wünschen wir dieser Abhandlung eine weite Verbreitung.

Hannover, im Juni 1984   Klaus Kühn
                                                                                                   Jürgen Hausdörfer

Inhaltsverzeichnis

J. Hausdörfer
Einführung: Ist die Regionalanästhesie im Kindesalter
sinnvoll? 1

B. van den Berg
Kaudalanästhesie im Kindesalter – ja oder nein? 3

G. Sprotte
Kaudalanästhesie bei orthopädischen Eingriffen
im Kindesalter 10

U. Bauer-Miettinen
Regionalanästhesie – eine kindgerechte Narkose? 17

E. Lanz
Blockaden des Plexus brachialis im Kindesalter 23

K. Kühn
Postoperative Schmerzbekämpfung mittels periduraler
Opiatanalgesie bei Kindern 31

Sachverzeichnis 37

Mitarbeiterverzeichnis

U. Bauer-Miettinen
Anästhesieabteilung, Kinderspital,
Ronergasse 8, CH-4005 Basel

B. van den Berg
Anästhesieabteilung,
St.-Antonius-Hospital, 4190 Kleve

E. Lanz
Institut für Anästhesiologie,
Klinikum der Johannes-Gutenberg-Universität,
Langenbeckstraße 1, 6500 Mainz

G. Sprotte
Institut für Anästhesiologie der Universitätskliniken,
Josef-Schneider-Straße 2, 8700 Würzburg

Einführung: Ist die Regionalanästhesie im Kindesalter sinnvoll?

J. Hausdörfer

Die Renaissance der Leitungs- und Regionalanästhesie in Deutschland hat vor einigen Jahren eine große Welle dieser Analgesieform über uns hereinbrechen lassen mit dem Erfolg, daß diese heute mit neuen Techniken und auch mit neuen Medikamenten im Krankenhaus eine feste Stellung erobert hat. Sehr bald verfiel man auf eine bisher noch ungenutzte Klientel, die Kinder. Für den Anästhesisten und Arzt stellt sich die Frage: Ist die Regionalanästhesie im Kindesalter sinnvoll? Hier soll ein Potpourri von Beiträgen, verfaßt von Fachleuten, die sowohl in der Literatur, als auch in der jeweiligen Technik hervorragend bewandert sind, eine Standortermittlung ermöglichen.

Wie aus dem Inhaltsverzeichnis zu ersehen ist, sind einige Schwerpunkte gesetzt worden. Dabei kommen die unterschiedlichen anästhesiologischen Bedürfnisse, die im Alltag, aber auch unter Sonderbedingungen auftreten, zur Sprache. Auf der einen Seite sehen wir das bei solchen Gelegenheiten nie nüchterne Kind, das mit einer Unterarmfraktur oder Verletzungen an den Händen und Fingern nur mit anästhesiologischer Hilfe behandelt und versorgt werden kann. Hier hat sich schon sehr lange der axilläre Block bewährt. Der Beitrag Lanz gibt hierzu Einblick in die von ihm angewandten Techniken. Während es sich bei der Plexusanästhesie bzw. -analgesie um einen sicher kindgerechten Eingriff handelt, wenigstens solange Bezugspersonen bzw. Eltern beim weitgehend wachen Kind bleiben können, ist diese Frage bei der Kaudalanästhesie schon schwieriger zu beantworten. Ist es bei dieser Analgesieform noch möglich, von einer kindgerechten Anästhesie zu sprechen, solange das wache Kind die dann sicher immer noch unangenehme Operation über sich ergehen lassen muß? Wieweit ist hier eine zusätzliche Sedierung, Masken- oder gar Intubationsnarkose zu fordern? Wir selbst haben mit der letztgenannten Methode gerade bei den Eingriffen am Penis – Gross-I- und Gross-II-Operationen oder auch Zirkumzisionen – in der postoperativen Phase immer dann ungestreßte Kinder, wenn nach Einleitung der Allgemeinanästhesie der technisch sehr einfache Kaudalblock angelegt wurde. Die Beiträge van den Berg und Sprotte können hier kontroverse Gesichtspunkte aufzeigen – und „kontrovers" meint in diesem Zusammenhang „eine fruchtbare Diskussion auslösend".

Gibt es eine Indikation für die Anwendung der Periduralanästhesie beim kleinen Kind? Hierzu steuert der Beitrag Kühn entsprechende Erfahrungen bei. Es wird gezeigt, daß der intraoperative Verlauf der Allgemeinnarkose nicht durch eine zusätzliche Regionalanästhesie im Charakter alteriert werden soll, wie das bei Erwachsenen sehr oft der Fall ist. Bei jedem großen Oberbaucheingriff, hier besonders bei der Operation maligner Tumoren, aber auch bei thorakalen Eingriffen ist die Intubationsnarkose für den Kinderanästhesisten die am besten steuerbare Anästhesieform. Wenn wir dennoch, wie das in zahlreichen Fällen in der Vergangenheit geschehen ist, zusätzlich nach der Einleitung der Narkose eine Peridurale anlegen, dann sicher mit Blick auf die postoperative Phase, die dieses Kind durchstehen muß. Nach einer großräumigen Tumorentfernung sind die daraus resultierenden Schmerzen so überwältigend, daß postoperativ Analgetika bis zu einer atem-, ja kreislaufdeprimierenden Dosis gegeben werden müssen, um das Kind einigermaßen komfortabel zu halten. Um hier bessere Verhältnisse auf Intensivstationen zu schaffen, haben wir in solchen Fällen die Anlage eines Periduralkatheters angeboten und haben sehr bald positive Rückmeldungen, sowohl vom Patienten als auch vom betreuenden Personal erhalten. Die Anwendung der peridural applizierten Opiate und Opiatabkömmlinge – besonders bei Tumorkindern im Finalstadium – stellt dann eine Extremsituation dar, die im Beitrag Kühn ebenfalls beleuchtet wird.

Insgesamt zeigt sich ein großes auf die Kinderanästhesie projiziertes Spektrum, das es abzuhandeln gilt. Abschließend möchte ich der Fa. Astra, deren zuverlässig wirkende Medikamente wir schon lange kennen und deren Anstrengung auf dem Gebiet der medikamentösen Weiterentwicklung wir gespannt verfolgen, für die freundliche Unterstützung dieser Veranstaltung danken.

Kaudalanästhesie im Kindesalter – ja oder nein?

B. van den Berg

Schon Anfang der 70er Jahre versuchte Schulte-Steinberg [3] mit Nachdruck, die Kaudalanästhesie bei Kindern in den Routinebetrieb des Krankenhauses einzuführen. Er versorgte die Kinder mit einer leichten Basisnarkose, drehte sie auf die Seite und legte dann den kaudalen Block. Die Vorteile waren nach seiner Meinung ein enormes Einsparen von Narkotika.

Zugegeben, die Anlage einer Kaudalanästhesie im Kindesalter ist – im Vergleich zum Erwachsenen – denkbar einfach. Man erreicht den Periduralraum nach dem Durchstechen der Membran des Hiatus sacralis. Ein weiteres Vorschieben der Nadel ist beim Kind nicht erforderlich, da das peridurale Fettgewebe des Kindes sehr aufgelockert ist. Die gleichmäßige Ausbreitung des Lokalanästhetikums ist daher gewährleistet.

Zur Technik: Man ertastet sich den Processus spinosus des 4. Sakralwirbels (Abb. 1), der sehr prominent und daher leicht aufzufinden ist. Circa 1 Querfinger unterhalb dieser Erhebung sind beidseits lateral die Cornua sacralia zu ertasten. Diese 3 Erhebungen bilden ein Dreieck, in dessen Mitte eine Vertiefung, die Einstichstelle, liegt – der Hiatus sacralis. Die Punktion wird mit einer 24-gg.-Teflon-

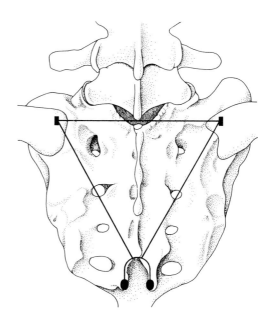

Abb. 1. Anatomie des Hiatus sacralis. (Nach Eriksson [1])

kanüle durchgeführt. Der Einstichwinkel zur Haut beträgt ca. 45°. Nach Erreichen der vorderen Lamelle des Kreuzbeins wird der Stahlmandrin entfernt; das Ende der Teflonkanüle liegt dann aufgrund des schrägen Anschliffs und des Herausragens des Mandrins nicht mehr im Periost, sondern im Periduralraum. Da die liegende Teflonkanüle stumpf ist, können weitere Manipulationen am Nadelende sekundär weder zu einer Perforation der Dura noch zu einer Gefäßverletzung führen. Austretender Liquor oder Blut kann durch den relativ großen Querschnitt der Nadel sofort erkannt werden. Bei Verwendung einer Butterflykanüle mit angeschweißtem Schlauch ist der Weg zu lang, um diese Parameter exakt beurteilen zu können.

An dieser Stelle möchte ich versuchen, ein weitverbreitetes Vorurteil auszuräumen und damit die Angst vor der Kaudalanästhesie zu nehmen.

Das Rückenmark bzw. der Durasack ist keineswegs so gefährdet wie manche glauben. Nur bei Kindern, die das 1. Lebensjahr noch nicht vollendet haben, reicht das Rückenmark weiter hinab als beim Erwachsenen, nämlich bis zum 3. Lendenwirbel. Danach, also mit dem 1. Lebensjahr, erreicht es seinen ständigen Platz in Höhe des 1. Lendenwirbels. Der Durasack endet in Höhe des 2. Sakralforamens. Die Gefahr einer Verletzung des Rückenmarks bzw. des Durasacks ist bei sauber durchgeführter Technik kaum gegeben. Schulte-Steinberg schrieb 1978, daß er bei 500 durchgeführten Kaudalanästhesien nie eine Duraverletzung gesehen habe. – Durchaus verständlich!

Die Kaudalanästhesie wurde bei uns mit 0,25- bis 0,5%iger Carbostesinlösung durchgeführt, meist im Mischungsverhältnis 1:1. Das Volumen errechnen wir nach der von Schulte-Steinberg angegebenen Formel 0,1 ml pro Lebensjahr pro zu blockierendem Segment, wobei bei durchschnittlich 10 Segmenten die Rechnung vereinfacht werden kann:

0,1 ml pro Lebensjahr mal 10 = 1 ml pro Lebensjahr.

Die Gegenprobe mg/kg KG ist in jedem Fall durchzuführen. Beim Carbostesin sollte eine Dosis von 2 mg/kg KG nicht überschritten werden.

Carbostesin erscheint uns als das Lokalanästhetikum der Wahl, weil es unser Ziel ist, eine ausreichend lange postoperative Analgesie zu erreichen. Die Operationen selber werden in Allgemeinanästhesie durchgeführt. Die kaudale Analgesie wurde vor Operationsbeginn, nach der Intubation und nicht erst vor Ende der Operation angelegt, um eine evtl. zu hohe Ausbreitung der Anästhesie noch im OP-Bereich und nicht erst auf einer peripheren Station abzufangen.

Ergebnisse

Um die Effekte der Kaudalanästhesie zu dokumentieren, haben wir 13 Kinder, die eine Kaudalanästhesie erhielten und 13 Kinder einer Kontrollgruppe retrospektiv miteinander verglichen. Das Augenmerk war dabei auf das Verhalten der Kinder, den Analgetikabedarf und die Urinausscheidung gerichtet. Die Ergebnisse beider Gruppen bzgl. des Analgetikabedarfs sind Tabelle 1 zu entnehmen. In der Kontrollgruppe brauchten die meisten Kinder sowohl am Operationstag als auch am 1. postoperativen Tag Analgetika. In einem Fall sogar Buprenorphin (Temgesic), womit noch nicht gesagt ist, daß die kleinen Patienten damit optimal versorgt waren. Sie konnten einigermaßen ruhig im Bett gehalten werden, fühlten sich aber keineswegs wohl. In der Kaudalgruppe sah dies anders aus. Die Kinder waren nicht nur ruhig, sondern man sah, daß sie relativ bald nach dem Eingriff wieder mit sich und der Welt zufrieden waren. Sie überzeugten bereits am Operationstag durch ihre aktive Beschäftigung mit Spielsachen.

Skeptisch waren wir anfangs v. a. in bezug auf eine durch das langwirkende Lokalanästhetikum bedingte Harnretention. Gesehen haben wir keine. Bei allen Kindern mit Kaudalanästhesie fand die erste spontane und kontrollierte Blasenentleerung vor 20 Uhr am Operationstag statt. – Völlig unproblematisch. Sie hatten keine Schmerzen und daher auch keine Angst davor, zur Toilette zu gehen. Anders in der Kontrollgruppe. Sie hatten Schmerzen und die Harnentleerung stoppte nach den ersten Tropfen. Es waren fast immer mehrere Anläufe notwendig, um die Kinder davon zu überzeugen, daß sie Wasser lassen mußten. In einem Fall glückte es erst nach 02.30 Uhr nachts. Die Kinder, die aus operationstechnischen Gründen mit einem Dauerkatheter versehen waren, ertrugen diesen mit Kaudalanästhesie wesentlich besser (Tabelle 2).

Natürlich wurde auch der Bedarf an Narkotika gesenkt. Im Durchschnitt verbrauchten die Kinder mit Kaudalanästhesie 1 Vol.-% weniger als die Kinder der Kontrollgruppe. Aus dem Narkoseprotokoll (Abb. 2) sieht man deutlich, daß der Narkotikabedarf mit dem Eintritt der Lokalanästhetikawirkung sinkt.

Komplikationen haben wir bei den Kaudalanästhesien bisher nicht gesehen. Für sehr wesentlich halten wir, daß eine gründliche Desinfektion und eine exakte Kontrolle auf Liquor oder Blut erfolgt.

Tabelle 1. Verbrauch von Analgetika nach Kaudalanästhesie im Vergleich mit einer Kontrollgruppe

Patientengruppe	n	Alter [Jahre]	Analgetikabedarf		1. postoperativer Tag
			Operationstag		
Kontrollgruppe	13	8	n=8 Allional für Erwachsene Temgesic Benuron	6mal 1mal 3mal	n=4 dito
Kaudalgruppe	13	7	n=1 Allional für Erwachsene		–

Tabelle 2. Urinausscheidung nach Kaudalanästhesie im Vergleich mit einer Kontrollgruppe

Patientengruppe	n	Alter [Jahre]	Urinausscheidung	
			Dauerkatheter	Spontan Urin vor 20 Uhr
Kontrollgruppe	13	8	4mal	Unter Protest 7mal
Kaudalgruppe	13	7	5mal	Problemlos 8mal

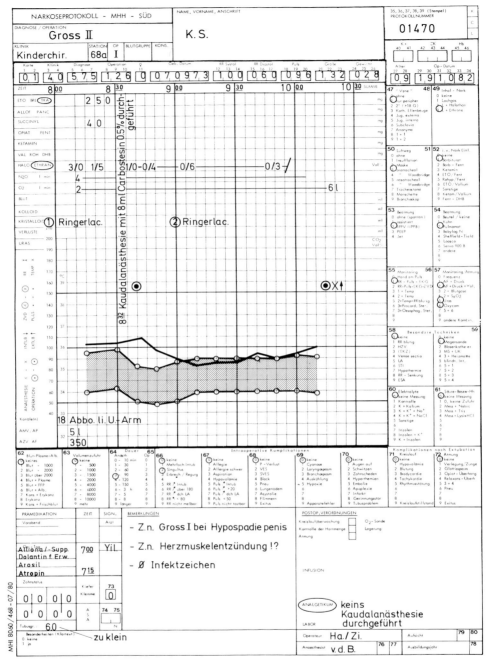

Abb. 2. Narkoseprotokoll einer Gross-I-Operation bei einem 9jährigen Jungen

Zusammenfassung

Indikationen zur Kaudalanästhesie im Kindesalter

1. Paraphimosen	(Akutes, sehr schmerzhaftes Ereignis, nicht nüchterner Patient)
2. Hypospadieoperation	(Große Wundfläche, Dauerkatheter notwendig)
3. Phimosen	(Bei empfindlichen Kindern)
4. Wenn eine Intubation bei kindlichen Unterbaucheingriffen vermieden werden soll; z. B. bei Trachealschäden nach Langzeitintubation oder Intubationsunmöglichkeiten (Pierre-Robin-Syndrom)	

Aus der Aufstellung ersieht man, daß die Kaudalanästhesie eine elegante, nicht sehr aufwendige, wenig komplikationsträchtige und für den Patienten *komfortable Zusatzversorgung* darstellt. Das Wort „komfortable Zusatzversorgung" wurde bewußt gewählt, denn man kann sicher nicht sagen, daß einem Kind geschadet wird, wenn es nach einer Zirkumzision postoperativ ein- oder mehrmals ein Analgetikum erhält. Auch, daß es für eine gewisse Zeit passiv im Bett liegt, ist nicht schlimm, obwohl diese Passivität bei Kindern oft schon einen gewissen Leidensdruck dokumentiert.

Leistenhernien und Leistenhoden stellen nach unserer Meinung – übereinstimmend mit den Ergebnissen von Martin [2] – keine Indikation dar. Diese Kinder kommen ohne oder mit einer einmaligen Analgetikagabe aus. Indiziert ist die Kaudalanästhesie bei Operationen einer Hypospadie – Operation nach Gross I und Gross II – da die große Wundfläche zu sehr unangenehmen Schmerzen führt. Weiterhin werden diese Patienten anfangs mit einem Dauerkatheter versorgt, was für die Kinder sehr unangenehm ist.

Kaudalanästhesie ist *nicht* gerechtfertigt bei
– Leistenhernien
– Leistenhoden
– einfachen Zirkumzisionen

Die Paraphimose stellt eine absolute Indikation für die Kaudalanästhesie dar. Diese Kinder kommen als Notfall nicht nüchtern und mit sehr großen Schmerzen. Die Operation muß sofort durchgeführt werden. Die Paraphimose scheint somit eine der wenigen Indikationen zu sein, wo die Kaudalanästhesie sofort beim wachen Kind anzulegen ist. Wegen der starken Schmerzen tolerieren die Kinder die Anlage auffallend gut, insbesondere wenn man ihnen klarmachen kann, daß sie bald keine Schmerzen mehr empfinden werden. Nach unserer Meinung ist die Kaudalanästhesie nicht gerechtfertigt bei Leistenhernien, Leistenhoden und einfachen Zirkumzisionen. Bei der Aufarbeitung der Akten fiel uns auf, daß Kinder die einmal eine Kaudalanästhesie erhalten hatten, bei einem Zweiteingriff darauf nicht verzichten wollten.

Diskussion

Frage: Waren alle Operationen bei diesen Kindern Genitaleingriffe? Wie war es mit der Erektion, fiel diese aufgrund der Allgemeinanästhesie nicht auf?
Antwort: Die Erektion tritt hauptsächlich zu Beginn der Operation auf. In dieser Zeit ist die Allgemeinanästhesie nach der Intubation noch recht tief, so daß eine Erektion nicht auftritt.

Frage: Die vorgestellte Gruppe ist relativ klein. Welche Operationen sind darin enthalten?
Antwort: Es waren Operationen nach Gross I, nach Gross II sowie, allerdings relativ selten, Zirkumzisionen.

Frage: Mir ist aufgefallen, daß zwischen Ihrem Patientengut und dem unsrigen eine Diskrepanz besteht im postoperativen Analgetikaverbrauch. Bei 96 Kindern, die wir überblicken, betrug der postoperative Analgetikaverbrauch 16%, bei Ihren Untersuchungen komme ich auf einen prozentualen Anteil von 70.
Antwort: Bei der Auswertung der Narkoseprotokolle konnte ich feststellen, daß der überwiegende Anteil der Operationen länger als 100 min gedauert hat. Dieses ist erklärlich, wenn man bedenkt, daß es sich bei diesen Operationen ausschließlich um solche nach Gross I oder Gross II handelt. Kürzere Primäreingriffe wie Zirkumzisionen sind sehr selten vertreten. Bei der überaus großen Wundfläche ist der hohe postoperative Analgetikaverbrauch damit zu erklären. Das sind auch die Indikationen, die ich für eine postoperative Kaudalanästhesie als geeignet ansehe.

Frage: Sie sprachen von einer Testdosis. Es würde mich interessieren, wie Sie während der Narkose die Aussagefähigkeit der Testdosis beurteilen.
Antwort: Die Testdosis ist nicht zu sehen im Sinne einer Periduralanästhesie. Dort gebe ich die Testdosis, um sicher ausschließen zu können, daß ich nicht im Spinalraum bin. Hier geht es darum, mit der Testdosis eine intravasale Lage sicher ausschließen zu können. Mittels Atropingabe ist dieses unter genauer Beobachtung des EKG-Monitors durchaus möglich.

Bemerkung: Das wage ich zu bezweifeln.
Sicher gilt das für die echte intravasale Lage, nicht aber für den Fall, daß es durch eine Gefäßläsion zu einem schnellen Übertritt des Lokalanästhetikums in die Zirkulation kommt. Dieses können Sie nach meiner Auffassung mit dem Test nicht erfassen.

Antwort: Das mag durchaus richtig sein. Nur, wenn diese Komplikation so häufig wäre, müßte man öfter Zwischenfälle dieser Art beobachten.

Bemerkung Kühn: Es geht hier primär um die intravasale Lage. Und nach Schulte-Steinberg ist die nur mittels Testdosis sicher auszuschließen. Die Resorption über eine Gefäßläsion ist durchaus denkbar, doch wird die zeitliche Verzögerung sowie die Verdünnung sicherlich dazu beitragen, daß solche Komplikationen, wenn überhaupt, außerordentlich selten beobachtet werden.

Frage: Frau van den Berg, wie legen Sie die Kaudalanästhesie an? In Seiten- oder in Bauchlage?

Antwort: In Seitenlage mit angezogenem Oberschenkel.

Frage: Wie steht es mit dem postoperativen Erbrechen? Haben Sie Unterschiede zwischen der Kontrollgruppe und der Gruppe von Kindern gesehen, die eine Kaudalanästhesie erhalten haben?
Antwort: Wir haben keine Unterschiede gesehen. Es ist aber durchaus möglich, daß die Anzahl der Fälle zu gering ist, um eine definitive Aussage machen zu können.

Frage: Warum bevorzugen Sie das Atropin und geben kein Adrenalin?
Antwort: Zum einen führen wir die Narkose bei Kindern fast ausschließlich mit volatilen Anästhetika, also Halothan oder Enfluran durch. Da es unter diesen Narkotika zu einer höheren Sensibilisierung des Herzens gegenüber Adrenalin kommt, vermeiden wir Adrenalingaben. Weiterhin kann es durch unbeabsichtigte zu hohe Dosierung iatrogen zum Kammerflimmern kommen. Wir sehen deshalb die Atropingabe als sicherer an.

Literatur

1. Eriksson E (1969) Atlas der Regionalanästhesie. Sørensen, Kopenhagen
2. Martin LVH (1982) Postoperative analgesia after circumcision in children. Br J Anaesth 54: 1263–1266
3. Schulte-Steinberg O (1977) Spread of extradural analgesia following caudal injection in children. Br J Anaesth 49: 1027–1034
4. Schulte-Steinberg O. Regionalanästhesie im Kindesalter. Lokalanästhesie. Klin. Anästhesiol. u. Intensivtherapie Bd. 18, S. 146–157. Berlin, Heidelberg, New York, Springer 1978

Kaudalanästhesie bei orthopädischen Eingriffen im Kindesalter

G. Sprotte

An der orthopädischen Universitätsklinik in Würzburg werden bei kinderorthopädischen Eingriffen an der unteren Extremität lumbale und kaudale Periduralanästhesien seit 1976 durchgeführt. Die auf das Säuglings- und Kindesalter ausgedehnte Indikation für rückenmarksnahe Leitungsanästhesien entstand nicht aus regionalanästhesiologischem Ehrgeiz, sondern aus einer klinikspezifischen Notlage. Es bestand eine nicht kurzfristig lösbare Überwachungslücke für die frisch operierten Kinder. Nach Eingriffen mit schwierigen Intubationen waren gelegentlich postoperative respiratorische Notfälle aufgetreten, die erst in letzter Minute entdeckt und behandelt wurden. Bei Kindern mit vorhersehbaren Intubationsproblemen bot sich daher als kurzfristige Lösung die rückenmarksnahe Anästhesie ohne Intubation als risikoärmere Alternative an. Im klassisch-orthopädischen Krankengut gibt es einerseits keine absoluten Operationsindikationen, die ein Erzwingen der Intubation um jeden Preis rechtfertigen, andererseits eine Häufung von Erkrankungen, die ein hohes Intubationsrisiko mit sich bringen. Dazu gehörten Mißbildungen der unteren Extremität, die mit solchen im kraniofazialen Bereich kombiniert sind, einige Fälle

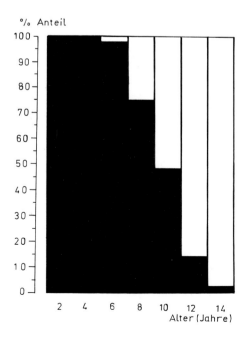

Abb. 1. Verteilung der kaudalen und lumbalen Periduralanästhesien bei Kindern in Abhängigkeit vom Lebensalter aus unserem eigenen Krankengut. *Schwarze Säulen* Anteil der kaudalen Periduralanästhesien, *weiße Säulen* Anteil der lumbalen Periduralanästhesien

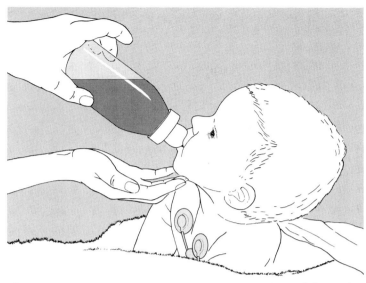

Abb. 2. Frühzeitige orale Flüssigkeitszufuhr bei einem Säugling am Ende einer Klumpfußoperation

von Osteogenesis imperfecta und die kindliche PCP mit zervikal-vertebraler Beteiligung. Zur Rehabilitation solcher Kinder sind fast immer wiederholte Eingriffe erforderlich. Um in diesen Einzelfällen eine zuverlässige Alternative mit regionalen Anästhesietechniken anbieten zu können, müssen diese Verfahren häufiger praktiziert werden, d. h. Bestandteil der anästhesiologischen Routine sein. Auch im Kindes- und Säuglingsalter ist nach rückenmarksnahen Leitungsanästhesien in der Regel eine frühzeitige postoperative Nahrungsaufnahme möglich, und es ist eine hervorragende Grundlage für die postoperative Analgesie gelegt.

Diese positiven Nebeneffekte geben uns die Rechtfertigung für eine über die beschriebenen Intubationsprobleme hinausgehende Indikationsstellung.

Nachdem schließlich unsere klinikspezifischen Überwachungslücken geschlossen waren, war auch die regionale Anästhesie bei Kindern so zuverlässig etabliert, daß niemand mehr gewillt war, auf ihre Vorzüge zu verzichten (Abb. 1 und 2).

Die Besonderheiten, welche das Kindesalter für diese Techniken mit sich bringt, lassen sich in 5 Punkten zusammenfassen:

1. Die erforderliche segmentale Dosierung des Lokalanästhetikums im Kindesalter ist überproportional größer als bei Erwachsenen (Abb. 3 und 4).
2. Das kaudale Ende des Rückenmarks reicht bis weit in den lumbalen Wirbelkanal hinein. Es limitiert evtl. die Indikation der lumbalen Periduralanästhesie im Säuglingsalter.
3. Die Extraduralanästhesien zeigen beim Kind eine deutlich bessere Wirksamkeit. Unblockierte Segmente werden nicht beobachtet. Die Latenzzeit ist kürzer, und es können ohne wesentliche Einbußen bei der Wirkungsdauer niedrige Konzentrationen des Lokalanästhetikums gegeben werden.

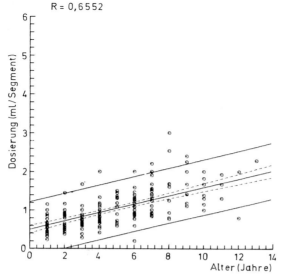

Abb. 3. Lineare Regressionsanalyse von 200 kaudalen Periduralanästhesien

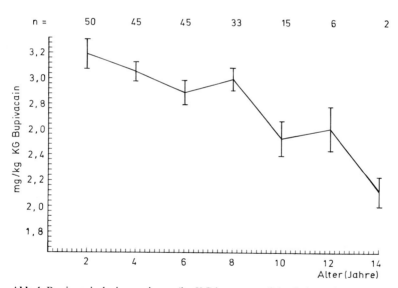

Abb. 4. Bupivacaindosierung in mg/kg KG bezogen auf das Lebensalter

4. Die therapeutische Breite der Lokalanästhetika ist, bezogen auf das Körpergewicht, im Kindesalter wesentlich größer. Der relative Anteil des extrazellulären Wassers an der Gesamtkörpermasse nimmt vom Jugendlichen bis zum Säugling erheblich zu, und damit auch der Verteilungsraum für das Lokalanästhetikum. Bestätigt wird dieser Zusammenhang durch Blutspiegeluntersuchungen nach Sa-

kralanästhesien im Säuglings- und Kleinkindalter. Armitage [1] konnte zeigen, daß nach Dosierungen bis zu 4 mg Bupivacain nie Blutspiegel > 1,2 µg/ml auftraten. Kosaka [3] ermittelte für das Lidocain eine Maximaldosis von 10 mg/kg, unter der ebenfalls keine bedrohlichen Blutspiegel beobachtet werden. Unsere mittlere Dosierung lag bei Kaudalanästhesien bei 3 ml/kg Bupivacain.

5. Klinisch zeigt sich als wesentliches Merkmal eine deutliche Verschiebung im Spektrum bekannter Nebenwirkungen bei rückenmarksnahen Leitungsanästhesien: Während im Erwachsenenalter am häufigsten Kreislaufreaktionen auf ausgedehnte Sympatikusblockaden beobachtet werden, fehlen diese im Säuglings- und Kleinkindalter. Auf volumenwirksame Infusionen vor oder während des Anlegens kann daher guten Gewissens verzichtet werden. Häufiger muß dagegen bei Kindern mit versehentlichen intravasalen Injektionen gerechnet werden. Dies betrifft v.a. die Kaudalanästhesie mit Kathetern oder Stahlplastikkanülen. Ein wirksamer Schutz gegen solche Intoxikationen besteht in einer betont langsamen oder besser fraktionierten Injektion adrenalinhaltiger Lokalanästhetika unter obligatem EKG-Monitoring.

Die praktische Durchführung der Anästhesien zeigt so viele Besonderheiten im Kindesalter, daß hier nur auf einige wesentliche Punkte eingegangen werden kann. Im Säuglingsalter wird vor dem Anlegen eines venösen Zugangs und vor der Kaudalanästhesie am besten eine Inhalationsanästhesie eingeleitet. Eine fortführende Dosierung oder eine leicht dosierte Allgemeinanästhesie ist für diese Altersgruppe nicht obligat.

Klein- und Schulkinder erhalten bei uns initial Ketamin und Diazepam. Das Ketamin in einer Dosierung von 1–3 mg/kg KG. Die weitere Sedierung wird über eine Dauertropfinfusion ebenfalls mit Ketamin und Diazepam fortgeführt. Unsere mittlere Gesamtdosis lag für den gesamten Eingriff für Valium bei 0,2 mg/kg/h, für Ketamin bei 2 mg/kg/h einschließlich der Einleitungsdosis. 34% der Kinder benötigten bei uns keine Sedierung. Verlangt der operative Eingriff eine zuverlässige thorakale Ausbreitung der Anästhesie und eine Relaxierung bis zum Hüftgelenk, so ist entweder die lumbale Periduralanästhesie zu bevorzugen oder die Kaudalanästhesie mit einer langen Plastikkanüle bei spezieller Lagerung vorzunehmen.

Das Thema, unter dem alle Beiträge dieses Bandes stehen, stellt die Frage nach dem Sinn der regionalen Anästhesie im Kindesalter: Nach eigenen Erfahrungen mit mehr als 1000 rückenmarksnahen Leitungsanästhesien und vielen Plexusanästhesien bei Kindern kann ich den Sinn der regionalen Anästhesie nicht mehr nach Altersgrenzen bemessen. Mir stellt sich eher die Frage, ob eine so differenzierte Regionalanästhesie in der Breite überhaupt zu vermitteln ist oder ob hier die Zumutbarkeit für den Anästhesisten bereits überschritten ist.

Diskussion

Frage: Ich habe eine Frage zur Dosierung: Sie hatten die Dosierung mit 3 mg/kg KG angegeben, und zwar für 0,5%iges Bupivacain. Wie groß ist die Volumengabe? Wie hoch sind die Kochsalzanteile?
Antwort: Das ergibt sich aus dem resultierenden Volumen der 0,5%igen Bupivacainlösung bei der Grundberechnung von 3 mg/kg KG. Es ergibt sich daraus eine be-

stimmte Menge in ml. Zu dieser Menge geben wir ein Drittel in Form physiologischer Kochsalzlösung hinzu, wenn wir eine gute Relaxation bis in Hüfthöhe erzielen wollen. Wollen wir eine Anästhesie der Klumpfüße erzielen, so geben wir die Hälfte an Kochsalzlösung hinzu, oder wir benutzen von vornherein eine 0,25%ige Bupivacainlösung. Im letzteren Fall benötigt man auch keine lange Kanüle, sondern kann direkt den Hiatus punktieren und die Gesamtmenge injizieren.

Frage Kirchner: Sie sagten, es sei sehr schwierig, entsprechende Erfahrungen zu gewinnen. Nun lehre ich immer, daß eine Methode dann gut ist, wenn sie reproduzierbar bzw. lehrbar ist. Hapert es dann daran?
Antwort: Bei der vorgestellten Methode handelt es sich nicht um eine begleitende kaudale Anästhesie, wie sie von Frau Dr. van den Berg vorgestellt wurde. Diese begleitende Kaudalanästhesie ist leicht lehr- und lernbar. Hier handelt es sich jedoch um Mißbildungsoperationen im orthopädischen Bereich, die über Stunden gehen, bei denen eine gute rückenmarksnahe Anästhesie gewährleistet sein muß ohne zusätzliches Risiko, und damit müssen so viele Details beachtet werden, daß ich meine, diese Methode ist nur sehr schwer in ihrer Gesamtheit reproduzierbar.

Frage Kirchner: Haben Sie ein paar Äußerungen parat, die von Kindern oder Eltern gemacht wurden, die nach dem Aufwachen feststellten, daß die Füße schmerzfrei waren, aber nicht bewegt werden konnten, d.h. daß in dem Bereich etwas nicht stimmte?
Antwort: Selbstverständlich sind auf unserer großen Kinderstation die Kinder untereinander in Kommunikation. Daher wissen wir, daß die Akzeptanz dieses Verfahrens mit den eingeschlafenen und bewegungsunfähigen Beinen bei den Kindern außerordentlich groß ist. Gerade bei den Kindern, die immer wieder zu Mißbildungsoperationen kommen, hat dieses Verfahren zu einer deutlichen Minderung des Angstniveaus geführt. Eine wesentliche Rolle scheint zu spielen, daß die Kinder, die diese Narkoseform erhalten haben, Neuankömmlinge davon überzeugen, daß sie weder Angst zu haben brauchen, noch daß es schmerzreich ist, sondern daß sie in dieser Regionalanästhesie keine Schmerzen spüren. Die Kinder haben ein solches Vertrauen, daß wir im Wachzustand die Peridurale ohne Komplikationen anlegen können.

Zusatzfrage Kirchner: Können Sie denn ein paar der Details verraten?
Antwort: Im Rahmen meines Vortrags wurden die wichtigsten Punkte alle angesprochen und nichts wurde vergessen. Aber diese Methode ist nicht einfach nach Kochbuchschema zu vermitteln. Man muß sie schlichtweg gesehen haben, um die gewaltigen Unterschiede zur normalen Erwachsenenanästhesie und auch zur Regionalanästhesie beurteilen zu können. Ein weiterer Punkt ist es, der mich gegenüber der allgemeinen Reproduzierbarkeit skeptisch sein läßt. Unser Institut, das sehr viele Fachdisziplinen betreut, hat trotz seiner Größe jeweils nur 1 oder 2 Fachärzte, die in der Lage sind, diese Methode zu lehren. Sie ist auch nicht im Rahmen der normalen Rotation erlernbar, sondern es bedarf einer langen Zeit, um sie entsprechend erfolgreich ausüben zu können. Auf diese Weise kann es auch bei uns – sei es durch Abgang entsprechender Fachkräfte oder durch fehlenden genügend qualifizierten Nachwuchs – zu Engpässen kommen.

Frage: Um die präoperative Nüchternzeit kommen Sie jedoch wahrscheinlich nicht herum?
Antwort: Das ist richtig; die übliche Nahrungskarenz von mindestens 6 h wird selbstverständlich bei uns eingehalten.

Frage: Sie sprachen die intraoperative Sedierung an, die abhängig ist von der Prämedikation. Ich würde gerne wissen,
a) wie Sie prämedizieren und
b) wie Sie sedieren.
Antwort: Die Prämedikation von Säuglingen und Kleinkindern erfolgt bei uns nach wie vor mittels Atropin und Atosil. Kinder, die älter als 1 Jahr sind, erhalten neben Atropin/Atosil noch Dolantin intramuskulär. Kinder, die älter als 5 Jahre sind, bzw. eine Periduralanalgesie erhalten, bekommen Diazepamsuppositorien, die Einleitung der Anästhesie erfolgt bei den Kleinkindern bis zur Anlage der Leitungsanästhesie mit Inhalationsanästhetika. Die Fortführung der Sedierung nach Anlage einer Venenverweilkanüle erfolgt mittels Dauertropfinfusion, die sowohl Diazepam als Ketanest enthält, und zwar in einer Dosierung von 0,2 mg/kg KG/h für Diazepam und für Ketamin 2 mg/kg KG/h. Bei den Dosierungsangaben für Ketanest und Diazepam handelt es sich um Mittelwerte, die wir aufgrund der Auswertung von 200 Narkoseprotokollen errechnet haben.

Frage: Die Dosierung entspricht nahezu einer Vollnarkose.
Antwort: Mit Verlaub, das ist sehr wichtig, damit können Sie ein Kind gerade eben sediert halten. 2 mg/kg KG gibt man zur Einleitung einer Vollnarkose, die etwa 15 min dauert. Wenn Sie damit aber die Narkose über 1 h fortführen wollen, ist das Kind schon dreimal wieder wach. Weiterhin müssen Sie bedenken, daß diese Dosierungsangaben Mittelwerte sind, die die Initialdosis zur Anlage des Periduralkatheters bei älteren Kindern enthält. Die zur Sedierung verwandte Menge ist damit außerordentlich gering.

Frage: Wie ist es mit der motorischen Lähmung? Wie lange dauert sie? Bei uns müssen die Kinder auf Aufforderung die Zehen bewegen, wenn sie einen Gips erhalten haben. Wie ist es nach dieser Art der Narkose?
Antwort: Im Grunde genommen genauso. Die Kinder werden postoperativ aufgefordert, die Zehen zu bewegen. Nur bei Säuglingen oder Kleinkindern ist dies nicht möglich, da die Kinder dieser Aufforderung nicht Folge leisten. Die intensive motorische Lähmung dauert 3–4 h für die rückenmarksnahe Leitungsanästhesie und bei Benutzung von Bupivacain. Sicherlich ist die Zeit der intensiven Muskellähmung zuungunsten der Leitungsanästhesie verlängert. Kinder, die in Vollnarkose postoperativ einen Gips erhalten, sind nach dem Erwachen aus der Narkose in der Lage, die Zehen auf Anruf zu bewegen. Nur frage ich mich, was sinnvoller ist: daß Kinder nach Aufwachen aus der Allgemeinanästhesie verstärkt über Schmerzen klagen, ja, vor Schmerzen weinen, oder daß sie nach einer Leitungsanästhesie schmerzfrei sind, auch wenn der Zeitraum der intensiven Muskellähmung ca. ½–1 h länger dauert als nach der Allgemeinnarkose. Ich glaube, dieser verlängerte Zeitraum spielt keine Rolle mehr. Mit anderen Worten, der Vorteil der ruhigen, schmerzfreien postoperativen Phase wird evtl. erkauft mit einer längeren Phase der motorischen Lähmung, die aber medizinisch sicherlich keinerlei Auswirkungen hat.

Frage: Sie zeigten ein Bild von einem Kind, dem ein kaudaler Katheter gelegt wurde. Welche Indikationen sehen Sie für solch einen Katheter?
Antwort: Wenn wir ernsthafte postoperative Schmerzprobleme voraussehen, legen wir einen Kaudalkatheter, sonst nicht. Bei dem auf dem Bild gezeigten Kind bestand eine riesige Diskrepanz zwischen Gewicht und Lebensalter, und wir waren nicht sicher, welche Dosierung wir verwenden, bzw. wie hoch wir gehen mußten. Aus diesem Grund blieb der Katheter liegen, damit das Kind optimal versorgt werden konnte. Er wurde postoperativ sofort entfernt. Bei allen anderen Narkosen wird der Katheter bei uns direkt nach Austestung der Lage bzw. der Schmerzausbreitung nach der Injektion, spätestens aber postoperativ entfernt. Ausnahmen sind Tumorkinder. Hier bleibt der Katheter u. U. zur postoperativen Schmerzbehandlung liegen.

Frage: Wie hoch schätzen Sie die Aspirationsgefahr bei nicht intubierten Kindern in Knie-Ellbogen-Lage ein?
Antwort: Diese Frage läßt sich im Grunde genommen am besten dadurch beantworten, daß bei bisher mehr als 2000 Narkosen in keinem einzigen Fall Mageninhalt oder Magensekret aus dem Mund gelaufen ist. Wir haben keinerlei Befürchtungen, daß es zu einer Aspiration kommen kann, zumal diese Lage, d. h. eine Kopftieflage, zur Intubation bei aspirationsgefährdeten Patienten empfohlen wird. Weiterhin erscheint es mir fraglich, ob bei dieser Lage der Magen sich in einer günstigen Ausflußposition befindet, so daß Mageninhalt leicht in die Speiseröhre übertreten könnte.

Frage: Geben Sie bei aspirationsgefährdeten Patienten Medikamente zur Prophylaxe?
Antwort: Nein; wir haben es bisher nicht getan, deshalb kann ich dazu nichts sagen.

Frage: Wenn selbst bei Ihnen nur wenige Leute in der Lage sind, diese Anästhesiemethoden durchzuführen, wie stellen Sie die Indikation, und welche Kinder erhalten dann solch eine Leitungsanästhesie?
Antwort: Bei uns werden jährlich etwa 150 Anästhesien der oben beschriebenen Art durchgeführt. Dabei ist die Indikation sehr weitgestellt, um den 4 Anästhesisten, die pro Jahr durch die Orthopädie rotieren, Gelegenheit zu geben, diese Methode entsprechend oft anwenden zu können. Unter diesen vieren sind immer wieder einige talentiert genug, um diese Methode entsprechend zu erlernen und weitergeben zu können. In der Kinderchirurgie selbst läßt sich diese Methode jedoch nicht anwenden, was zum einen auf die räumlichen Verhältnisse, zum anderen auf den Operateur zurückzuführen ist. Ich möchte auf diese Methode nicht mehr verzichten.

Literatur

1. Armitage EN (1979) Caudal block in children. Anaesthesia 34: 396
2. Fortuna A (1967) Caudal analgesia: A simple and safe technique in pediatric surgery. Br J Anaesth 39: 165
3. Kosaka Y (1975) Caudal anesthesia in pediatric surgery. Jap J Anesth 24: 1289
4. Takasaki M, Dohi S, Kawabata Y et al. (1977) Dosage of Lidocaine for caudal anesthesia in infants and children. Anesthesiology 47: 527

Regionalanästhesie – eine kindgerechte Narkose?

U. Bauer-Miettinen

„Anästhesien an Kindern finden heute in so vielen operativen Spezialgebieten statt, daß jeder Narkosearzt die dabei zu beachtenden Besonderheiten kennen und beherrschen muß". Dieses Postulat von Brückner aus dem Vorwort zum 4. Kongreßband des Zentraleuropäischen Anästhesiekongresses 1981 spricht jedem Kinderanästhesisten aus dem Herzen [4]. Allerdings haben manche Anästhesisten nur sporadisch mit Kindern zu tun und sind demzufolge kaum in der Lage, Kenntnisse über geeignete Prämedikations- und Einleitungsmethoden sowie spezielle Narkosetechniken für diese Patientengruppe zu erwerben, geschweige denn die nötige Routine zu entwickeln. Ich kann es in diesem Fall verstehen, daß ein Anästhesist mit Erfahrung in der Regionalanästhesie beim Erwachsenen die gleiche Technik auch für ein Kind wählt und diese Alternative für sich selbst als weniger belastend empfindet – ob sie es auch für den kleinen Patienten ist, möchte ich offen lassen.

Eather vom Children's Orthopedic Hospital and Medical Center in Seattle stellt fest, daß zwar die Regionalanalgesie bei pädiatrischen Patienten einen gewissen Platz einnimmt, er betrachtet aber das Praktizieren dieser Technik nur in 3–5% aller kinderchirurgischen Operationen als angemessen [5]. In der Anästhesieabteilung des Basler Kinderspitals wurden im Jahre 1982 40 Regionalanästhesien für operative Eingriffe durchgeführt, dies sind 2,2% aller Anästhesien; 1981 lag die Häufigkeit lediglich bei 1,7%. Die Plexusanästhesien waren in der Mehrzahl; das jüngste Kind im letztjährigen Krankengut war ein 8jähriger Knabe, die anderen Patienten waren zwischen 12 und 16 Jahre alt; sie können also beinahe als Jugendliche bezeichnet werden.

Aufgrund dieser Angaben den Schluß zu ziehen, ich und meine Mitarbeiter wären aus Prinzip Gegner der Regionalanästhesie, ginge allerdings an der Sache vorbei und wäre ungerecht. Robert M. Smith, der „grand old man" der amerikanischen Kinderanästhesie, führt in seinem Lehrbuch eine Reihe von Gründen für die eher geringe Popularität der Regionalanästhesie unter seinen Kollegen auf; diese illustrieren auch unsere Situation [8]. Ich zitiere: „Wir können unsere in der Tradition verwurzelte Vorliebe für Inhalationsanästhesie bei Kindern beibehalten, da uns heute meistens qualifizierte Mitarbeiter, Aufwachräume und eine zweckmäßige Narkoseausrüstung zur Verfügung stehen. Dadurch sind wir in der Lage, den Kindern sichere und effiziente Allgemeinanästhesien zu bieten. Die Durchführung einer Regionalanästhesie ist dagegen oft mit zeitlichem Mehraufwand verbunden, sie verlangt zusätzliche Spritzen und hat gelegentlich eine unvollständige Schmerzausschaltung zur Folge – alles Aspekte, die von den Beteiligten als störend empfunden werden. Noch wichtiger ist aber die Tatsache, daß, wenngleich der Block tadellos wirkt, das Kind weinen und sich derart wehren kann, daß die Verabreichung zusätzlicher Sedativa unumgänglich wird. Das Resultat kann in diesem Fall kaum mehr von einer schlecht steuerbaren Allgemeinanästhesie unterschieden werden. In vielen Berichten über Erfolge mit Regionalanästhesiemethoden bei Kindern wurden Ketanest oder ähnliche Mittel in solchen Dosen verabreicht, daß sie auch ohne Block eine ausreichende Anästhesie bewirkt hätten".

Zu diesen Aspekten wäre noch hinzuzufügen, daß der chirurgische Zeitaufwand für eine gewisse Operation in einer Ausbildungsklinik nicht immer voraussehbar ist. Es kommt deshalb mitunter vor, daß der Chirurg vernünftigerweise für eine Narkose plädiert, auch wenn wir und der Patient einer Regionalanästhesie zustimmen würden. Unserer Ansicht nach dürfen wiederum solche Argumente für die Lokalanästhesie wie ein nicht nüchterner Patient oder ein bestehender respiratorischer Infekt keine zwingende Kontraindikation gegen eine Allgemeinanästhesie sein. Auch für ambulante Kinder können heute kurzwirkende Narkosemittel so eingesetzt werden, daß die Entlassung nach Hause ohne Bedenken einige Stunden nach Beenden des Eingriffs erfolgen kann. Nicht einmal einem Patienten mit einer Episode von maligner Hyperthermie in der Anamnese müssen wir eine Narkose verweigern. Das Thema der postoperativen Schmerzbekämpfung werde ich am Schluß noch kurz kommentieren.

Die Gestaltung einer kindgerechten Narkose fängt schon mit dem Vorbesuch des Anästhesisten beim Patienten und seinen Eltern an. Das Sich-Kennenlernen ist für alle Beteiligten wichtig, und die Mühe und der Zeitaufwand werden sich später bei der Narkoseeinleitung lohnend auswirken. Wir erklären dem Kind auf einfache Art, wie die Prämedikation und die Einleitung vor sich gehen. Es ist ebenfalls wichtig, die Vorgänge in der unmittelbaren postoperativen Phase zu erläutern; den Zweck einer Infusion, den Verabreichungsmodus der Analgetika, die Wiederaufnahme der oralen Flüssigkeitszufuhr. Ich bin der Ansicht, daß die Information über die Anästhesie einzig und allein durch den Ausführenden und nicht durch den Operateur bzw. Pädiater erfolgen soll, da sonst Mißverständnisse entstehen können oder Versprechen abgegeben werden, die später vom Anästhesisten nicht eingehalten werden können.

Es ist für das Kind und die Eltern beruhigend zu hören, daß wir heute die medikamentöse Narkosevorbereitung atraumatisch ohne Injektionen gestalten können. Verschiedene Sedativa und Neuroleptika können oral verabreicht werden, einige auch rektal. Nicht mehr als Prämedikation, sondern als Einleitungsmethode muß die rektale Verabreichung der kurzwirkenden Barbiturate Thiopental und Methohexital betrachtet werden, die stets von einem Anästhesisten bzw. von einer geschulten Anästhesieschwester durchgeführt werden muß und nie die Aufgabe des Pflegepersonals sein darf [7]. Diese Art von Einleitung bezeichnen wir ja auch als Basisnarkose.

Der Einwand, das Nüchternheitsprinzip werde bei der oralen Prämedikation mißachtet und die Patienten würden dem Aspirationsrisiko ausgesetzt, ist in verschiedenen Untersuchungen über die Menge und den pH-Wert des bei der Narkoseeinleitung ausgehobenen Magensafts widerlegt worden. Hjortsø u. Mondorf [6] haben bei Erwachsenen nachgewiesen, daß die Menge des Aspirats nach oraler Diazepamprämedikation geringer und der pH-Wert höher als nach intramuskulärer Applikation war. Unsere eigenen Messungen bei 200 Kindern stehen im Einklang mit diesen Daten.

Unser altbewährtes Prämedikationsmittel für stationäre Patienten ist seit 1961 das Neuroleptikum Chlorprothixen mit den Markennamen Taractan und Truxal, das einen zuverlässigen schlafinduzierenden Effekt aufweist und vegetativ dämpfend sowie antiemetisch wirkt. Seit 1975 werden stationäre Patienten für Wahloperationen im Alter zwischen 2 und 10 Jahren praktisch ausschließlich mit diesem Mittel oral prämediziert, und zwar in einer Dosis von 1,5 mg/kg KG, mindestens 90 min vor Narkosebeginn [2]. Wenn eine Inhalationseinleitung geplant ist – in dieser Altersklasse ist dies mit wenigen Ausnahmen der Fall – wird Atropin gleichzeitig oral gegeben.

Wer von der Erwachsenenanästhesie her an Droperidol gewöhnt ist, es bei Kindern verwenden und dennoch auf eine Injektion verzichten möchte, kann die Ampullenlösung oral verabreichen. Unsere Dosierung beträgt 0,075 ml, entsprechend 0,19 mg/kg KG. Wir empfehlen, Droperidol immer mit Diazepam, entweder oral oder als Suppositorium, zu geben. Diese Kombination wirkt meistens schlafinduzierend, und dem Auftreten extrapyramidaler Symptome wird durch den Zusatz von Valium vorgebeugt. Unsere Dosierung für Diazepam beträgt in diesem Fall 5 mg bis 25 kg KG, 10 mg bei Kindern mit einem Körpergewicht von mehr als 25 kg.

Bei den auf die hier aufgeführte Art prämedizierten Kindern ist eine Inhalationseinleitung in den meisten Fällen – auch für den weniger Erfahrenen – mühelos durchführbar, vorausgesetzt, daß das sedierte oder schlafende Kind nicht durch Venenpunktionsversuche aufgeschreckt wird. Es ist internationaler Usus, den Venenzugang bei Kleinkindern erst zu legen, wenn diese das Bewußtsein durch das Inhalationsanästhetikum verloren haben [8]. Dabei profitiert der Anästhesist von der peripheren Vasodilatation und kann seine Arbeit bei einem immobilen Patienten in Ruhe durchführen.

Bei Klein- und Vorschulkindern verlassen wir uns nicht auf Diazepam als alleiniges Prämedikationsmittel, da seine sedative Wirkung oft unzuverlässig ist und eine tränenlose Narkoseeinleitung nicht garantiert. Ich habe allerdings kürzlich die für mich sehr hohen oralen Valiumdosen gesehen, die im Hospital for Sick Children in Toronto von Steward et al. verabreicht werden – nämlich 0,5 mg/kg KG mit einer Maximaldosis von 20 mg – und frage mich, ob unser Mißerfolg auf eine zu niedrige Dosierung zurückzuführen ist. Für Anästhesisten, die den rektalen Verabreichungsmodus bevorzugen, bieten sich die Diazepamrektiolen an, die, eine gute Überwachung vorausgesetzt, ungefähr ½ h vor Narkosebeginn auf der Station gegeben werden können. Unsere Dosierung beträgt, je nach Gewicht des Kindes, 0,4–0,7 mg/kg KG; d. h. Kindern zwischen 8 und 12 kg wird eine Rektiole von 5 mg, Kindern zwischen 14 und 25 kg eine Rektiole von 10 mg verabreicht.

Ein weiteres langwirkendes Benzodiazepin wie Flunitrazepam (Rohypnol), das eine ausgeprägte Sedation und Amnesie hervorruft, kann ebenfalls sowohl oral als auch rektal verabreicht werden. Ich verwende Flunitrazepamtabletten vorwiegend bei oft recht aufgeregten Jugendlichen; sie sind übrigens auch zur Sedation vor einer Regionalanästhesie geeignet. Die hier gezeigten oralen Dosen sind bewußt niedrig gehalten, Gemperle in Genf empfiehlt (persönliche Mitteilung) für Kleinkinder eine Dosis von 0,1 mg/kg KG. Die für Erwachsenenanästhesisten weniger bekannte rektale Verabreichung von Flunitrazepam in einer Dosis von 0,07 mg/kg KG wird von Govaerts in Brüssel als Routineprämedikation bei Kleinkindern angewandt (persönliche Mitteilung); gelegentlich praktizieren wir sie auch. Die Verdünnung der Ampullenlösung soll 0,1 mg/ml enthalten.

Hin und wieder wird dem Anästhesisten ein sog. schwieriges Kind vorangemeldet. Hier muß man einen klaren Aktionsplan vorbereiten und sich konsequent daran halten. Der im Umgang mit Kindern wenig geübte Anästhesist wählt die Prämedikation am besten so, daß der Patient die Einleitung durchschläft. Sollte er trotzdem wach und mißtrauisch zur Narkoseeinleitung kommen, soll die Einleitung in einer vom Kind selbst gewählten Körperhaltung – sitzend oder in Bauchlage – durchgeführt werden. Ein freundliches Gespräch zum Ablenken, Aufmuntern und Vordemonstrieren, wie man den Schlafballon aufbläst, dies alles hilft dem Kind, unbemerkt einzuschlafen.

Hin und wieder möchten die Eltern – es sind oft überprotektive Eltern hyperängstlicher Kinder – bei der Narkoseeinleitung anwesend sein. Wir lehnen dies in den allermeisten Fällen strikt ab. Das Kind gerät nach unserer Erfahrung in eine ambivalente Situation, es sucht Zuflucht bei der Mutter und wehrt sich gegen den feindlichen Anästhesisten. Wir sind zudem der Ansicht, daß wir das Recht haben, uns bei der Einleitung hundertprozentig auf das Kind zu konzentrieren, statt unsere Aufmerksamkeit teilweise auf die Mutter richten zu müssen. Ein unruhiges Kind verwandelt sich in der Regel schnell unter konsequenter und autoritärer Führung des Anästhesisten in einen kooperativen Patienten, sobald die Mutter außer Hörweite ist.

Kleinkinder, die wiederholte Hospitalisationen mit repetierten Narkosen und womöglich auch schmerzhafte Prozeduren erdulden müssen, sowie die behinderten Kinder sind in der Gefahr, trotz unserer Bemühungen psychisch traumatisiert zu werden. Wählt der Anästhesist hier die rektale Einleitungsmethode mit Thiopental oder Methohexital, kann er praktisch sicher sein, daß das Kind in einigen Minuten ruhig einschlafen wird [7]. In diesen Fällen kann die Einleitung tatsächlich im Krankenzimmer außerhalb des Operationstrakts, buchstäblich in den Armen der Mutter, durchgeführt werden. Die Trennung erfolgt anschließend, während das Kind schläft. Das Barbiturat muß als 10%ige Lösung verabreicht werden, sonst wird das Volumen zu hoch und wirkt als Einlauf. Kühn u. Hausdörfer [7] teilen mit, daß die Defäkation in 10% der Fälle nach rektaler Methohexitalapplikation vorkommt, jedoch ohne Effekt auf die Einschlaffrequenz. Unsere Dosierung für Thiopental beträgt 30–40 mg/kg KG; diejenige für Methohexital 25–30 mg/kg KG.

Möchte der Anästhesist aus hygienischen oder ästhetischen Gründen die rektale Basisnarkose vermeiden, kann er die intramuskuläre Einleitung mit Methohexital (Brevimytal) wählen [1]. Hier ist zwar eine Injektion notwendig, der Schmerz scheint aber geringfügig zu sein, und die Kinder schlafen nach wenigen Minuten ein. Bei dieser Methode soll eine 5%ige Methohexitallösung angewandt werden, die durch Auflösen von 500 mg Trockensubstanz mit 10 ml destilliertem Wasser hergestellt wird; diese Lösung enthält somit 50 mg Brevimytal/ml. Die Dosierung beträgt 5 mg/kg KG, d. h. 0,1 ml/kg KG der obigen Lösung.

Nach unserer Ansicht kann die Narkoseeinleitung für das Kind ein erträgliches, manchmal sogar angenehmes Erlebnis sein, vorausgesetzt, daß der Anästhesist über schmerzlose Techniken verfügt und sich die Zeit nimmt, sie einzusetzen. Die Hauptbelastung bei der Regionalanästhesie ist sicher für viele Kinder die dafür erforderliche Injektion. Eather hält es in jedem Fall für ratsam, Kleinkinder vor einer Regionalanästhesie bis zum Schlaf zu sedieren, z. B. durch rektale Verabreichung von Thiopental oder intramuskulär mit subanästhetischen Dosen von Ketanest [5]. Auch für ältere Kinder und Jugendliche empfiehlt er eine konventionelle Prämedikation als Vorbereitung zur Regionalanästhesie.

Wenn Regionalanästhesie zur postoperativen Schmerzbekämpfung angewandt wird, müssen der zeitliche Mehraufwand, zusätzliche Kosten und Komplikationsmöglichkeiten gegen den Verbrauch von Analgetika abgewogen werden, der bei konventioneller Schmerzbekämpfung bei ähnlichen Fällen entsteht. In einer Analyse über postoperative Analgesie nach pädiatrischen Routineoperationen bei 300 Kindern haben wir festgestellt, daß 63% unserer stationären Patienten lediglich milde Analgetika in Form von Kindersuppositorien erhielten [3]. Nur bei 33% der Patienten war das Verabreichen von Opiaten erforderlich. Nach pädiatrischen Urogenitaloperationen (Zirkumzision, Orchipexie) wurden 6 von 57 (10,5%) Buben starke Analgetika gegeben, bei 4 Patienten waren überhaupt keine Schmerzmittel nötig, und die restlichen 82% der Kinder bekamen gewöhnliche Kindersuppositorien.

Auch Kinder reagieren individuell auf Schmerzen; bei einem gewissen chirurgischen Eingriff für jedes Kind prophylaktisch eine bestimmte Regionalanästhesie zur postoperativen Schmerzbekämpfung einzusetzen, scheint mir ein eher schematisches Vorgehen zu sein.

Regionalanästhesie als Alternative zur Allgemeinanästhesie im Kindesalter zu propagieren, ist meiner Ansicht nach absurd; engstirnig wäre es allerdings, ihre Anwendung bei Kindern abzulehnen. Die Aufforderung zum schonenden Anästhesieren der kleinen Patienten darf aber nicht nur auf unsere Narkosemethoden beschränkt bleiben. Diejenigen von uns, die gerne und geschickt „nadeln", möchte ich dazu animieren, kindgerechte Narkosen durch gleichermaßen kinderfreundliche Regionalanästhesien zu ergänzen.

Diskussion

Frage: Ihrer Bewertung der Regionalanästhesie im Kindesalter läßt sich nichts hinzufügen. Damit sprechen Sie sicherlich den meisten Anwesenden hier aus dem Herzen. Wenn Regionalanästhesie, dann kindgerechte Regionalanästhesie. Aber ich wollte noch auf Ihre Ausführungen, betreffs der postoperativen Analgesie, eingehen. Die weitverbreitete Annahme, daß der Verbrauch stark wirksamer Analgetika im Kindesalter Ausdruck dafür ist, wie stark die Schmerzen bei Kindern sind, erscheint mir recht irrtümlich, denn wir kommen bei vielen Eingriffen, die außerordentlich schmerzreich sind, z. B. Zirkumzisionen oder Eingriffen an der Haut oder Verbrennungen, mit peripher wirksamen Analgetika gut aus. Die Einstufung der Schmerzintensität nach Verbrauch schwach oder stark wirksamer Analgetika ruft bei mir etwas Widerspruch hervor.

Bemerkung: Einen weiteren Widerspruch sehe ich darin, daß ich mich bei einer Prämedikation mit Valium und DHB nicht zu wundern brauche, wenn die Kinder postoperativ nur einen geringen Bedarf an peripher wirkenden Analgetika haben.

Antwort: Das ist ganz klar. In der aufgeführten Gruppe sind ausschließlich stationäre Patienten; wir operieren nur sehr wenig ambulant. Durch das Prämedikationsmittel liegt sicherlich eine prolongierte Sedation vor, so daß des zusammen mit dem Analgetikum zu einer Potenzierung kommt. Für den Fall, daß die Kinder nicht prämediziert sind, benötigt man entweder stark wirkende Analgetika, oder man gibt ihnen eine Regionalanästhesie.

Bemerkung Sprotte: Die postoperative Analgesie ist kein Grund, bei einem Kind eine Regionalanästhesie durchzuführen. Schon gar nicht kann dies die alleinige Indikation für die Regionalanästhesie sein, denn sie bietet nur eine Verschiebung des Zeitpunkts, an dem der Schmerz auftritt. Bei Benutzung von Lokalanästhetika zur Schmerzbekämpfung in der postoperativen Phase erfolgt der Übergang von der Schmerzfreiheit in die Schmerzempfindung abrupt, wie in der Aufwachphase nach einer Vollnarkose. Ganz anders ist dies bei der Schmerzbekämpfung mittels Opiaten über einen Periduralkatheter. Das Argument, daß nach einem langen Zeitraum, in dem das Lokalanästhetikum wirkt, die Intensität des auftretenden Schmerzes geringer ist, ist somit nicht richtig.

Literatur

1. Bauer-Miettinen U (1983) Narkoseeinleitung bei Kindern durch i.m.-Verabreichung von Methohexital. In: Kühn K von, Hausdörfer J (Hrsg) Prämedikation im Kindesalter. Springer, Berlin Heidelberg New York Tokyo
2. Bauer-Miettinen U, Horazdovsky-Nabak R (1975) Chlorprothixen als Prämedikation bei Kindern. Orale contra intramuskuläre Verabreichung. Anaesthesist 24: 354
3. Bauer-Miettinen U, Horazdovsky-Nabak R (im Druck) Postoperative Schmerzbekämpfung bei Kindern. Deutscher Anästhesiekongreß 1982 Wiesbaden. Springer, Berlin Heidelberg New York Tokyo
4. Brückner JB (Hrsg) (1983) Vorwort. In: Kinderanästhesie, Prämedikation – Narkoseausleitung. Springer, Berlin Heidelberg New York Tokyo (Anaesthesiologie und Intensivmedizin)
5. Eather KF (1975) Regional anesthesia for infants and children. Int Anesthesiol Clin 13: 19
6. Hjortsø E, Mondorf T (1982) Does oral premedication increase the risk of gastric aspiration? A study to compare the effect of Diazepam given orally and intramuscularly on the volume and acidity of gastric aspirate. Acta Anaesth Scand 26: 429
7. Kühn K, Hausdörfer J (1983) Rektale Narkoseeinleitung bei Kindern. In: Kühn K von, Hausdörfer J (Hrsg) Prämedikation im Kindesalter. Springer, Berlin Heidelberg New York Tokyo
8. Smith RM (1980) Anesthesia for infants and children, 4th edn. Mosby, St. Louis
9. Steward DJ (1981) Ambulante Narkosen. ZAK 1981 Berlin. Anaesthesiol Intensivmed 157: 42–46

Blockaden des Plexus brachialis im Kindesalter

E. Lanz

Die Blockaden des Plexus brachialis haben sich für den erwachsenen Patienten durchgesetzt und bewährt; ihre Anwendung beim Kind ist jedoch umstritten: Die meisten Kliniker meiden diese Technik beim Kind, nur einige Autoren berichteten über positive Erfahrungen [1, 2, 5, 6, 7, 8].

Welche Besonderheiten gibt es bei Plexus-brachialis-Blockaden im Kindesalter?

Technik

Die Anatomie des Plexus brachialis beim Kind unterscheidet sich nicht von der des Erwachsenen. Die Ausmaße sind kleiner, die Orientierung ist aber einfacher, da der Plexus sehr oberflächlich liegt und die pulsierende A. axillaris bzw. subclavia, die interskalenäre Furche und die Querfortsätze der Halswirbelsäule leichter zu tasten sind. Die Ausbreitungswege für das Lokalanästhetikum sind kürzer, die Diffusionsbarrieren aus Bindegewebe sind schwächer. Diese Gesichtspunkte dürften die Durchführung der Plexus-brachialis-Blockade beim Kind erleichtern und die Erfolgsrate erhöhen; sie wird mit 91–100% angegeben [5, 7, 8].

Tabelle 1. Dosierung von Lidocain, Mepivacain und Bupivacain für Plexus-brachialis-Blockaden. (Vereinfacht nach [4, 9, 10])

Alter [Jahre]	Formel zur Errechnung des Injektionsvolumens [ml]	Konzentration [%]	
		Lidocain, Mepivacain	Bupivacain
0–4	$\dfrac{\text{Größe [cm]}}{12}$	0,7–0,8	0,1875
5–8	$\dfrac{\text{Größe [cm]}}{10}$	0,8–0,9	0,25
9–16	$\dfrac{\text{Größe [cm]}}{7}$	0,9–1	0,25
Erwachsene	$\dfrac{\text{Größe [cm]}}{5}$	1,0–1,5	0,375

Dosierung

Verschiedene Dosierungsschemata für Blockaden des Plexus brachialis beim Kind wurden vorgeschlagen; erwähnenswert sind die von Winnie [10] (Tabelle 1) bzw. von Eriksson [3] (Tabelle 2). Weitere ähnliche Dosierungsschemata sind enthalten für Prilocain in der Arbeit von Niesel et al. [8] und für Mepivacain in der Arbeit von Hoffmann et al. [5]. Nach Winnie ist die Körpergröße der entscheidende Faktor für das zu wählende Injektionsvolumen. Die in den Tabellen angegebenen Injektionsvolumina können je nach gewünschter Analgesieausbreitung etwas größer oder kleiner gewählt werden. Die Richtdosen in mg/kg KG sind beim Kind dieselben wie beim Erwachsenen [9] (Tabelle 3). Vor jeder Leitungsanästhesie sollte überprüft werden, ob diese Richtdosen nicht überschritten werden.

Kooperation

Eine Plexus-brachialis-Blockade allein – ohne zusätzliche Sedierung oder Narkose – wird von Kindern oft nicht akzeptiert. Dieses Vorgehen ist jedoch möglich bei ruhigen, zutraulichen Kindern, die gute Erfahrungen beim Arzt und im Krankenhaus gemacht haben. Es ist außerdem möglich bei günstiger sozialpsychologischer Konstellation, z. B. bei Anwesenheit oder gar auf dem Schoß [5] sehr kooperativer, verständiger Eltern und bei Betreuung durch einen im Umgang mit Kindern geschickten Arzt. Die Atmosphäre im Operationsvorraum bzw. -saal muß freundlich sein; dauernd ist wohlwollender Zuspruch erforderlich.

Deshalb kombinieren die meisten Anästhesisten Plexus-brachialis-Blockaden entweder mit starker Prämedikation oder oberflächlicher Narkose, z. B. mit Keta-

Tabelle 2. Dosierung von Prilocain für Plexus-brachialis-Blockaden beim Kind. (Nach [3])

Patientengruppe	Alter [Jahre]	Injektionsvolumen [ml]	Konzentration [%]
Kinder	1– 3	6– 9	0,5–1
	4– 7	9–14	1 (mit Vasokonstriktivum)
	8–12	14–20	1 (mit Vasokonstriktivum)
	13–15	15–20	1,5 (mit Vasokonstriktivum)
Männer		25–30	1,5 (mit Vasokonstriktivum)
Frauen		20–35	1,5 (mit Vasokonstriktivum)

Tabelle 3. Zulässige Höchstdosierung von Lokalanästhetika bei Leitungsanästhesien für Kinder in mg/kg KG. Die angegebenen Richtdosen in mg/kg KG sind für Kinder und Erwachsene gleich. (Nach [9])

Lokalanästhetikum	Dosis ohne Adrenalin (mg/kg KG)	Dosis mit Adrenalin (mg/kg KG)
Lidocain	5	7
Mepivacain	5	7
Prilocain	5–7	7–9
Bupivacain	2	2
Etidocain	3	3–4

min [7]. Ihre Begründung ist die Angst der meisten Kinder vor der fremden Umgebung des Operationssaals, der Spritze, der Operation. Ängstliche Kinder schreien und wehren sich mit unerwarteten Bewegungen. Diese Anästhesisten verzichten bewußt auf das Auslösen von Parästhesien während der Lokalisation, da diese von Kindern ohnehin ungenau angegeben werden. Statt dessen benützten sie z. T. den Nervenstimulator. Außerdem verzichten sie auf die präoperative Überprüfung der Analgesieausbreitung mit Nadelstichen, die das Kind nur verängstigen.

Vorteile der Plexus-brachialis-Blockade beim Kind

- Aspirationsgefahr geringer,
- Intubationsschwierigkeiten umgehbar,
- keine Probleme in oberen Atemwegen,
- respiratorische Probleme nicht verschlimmert,
- Gefahr der malignen Hyperthermie geringer,
- Alternative bei Furcht vor Narkose,
- Bedarf an Inhalations- bzw. i. v.-Anästhetika geringer,
- Verzicht auf Muskelrelaxanzien möglich,
- Vasodilatation – bessere Perfusion,
- Aufwachphase kurz und ruhig,
- postoperative Analgesie vollständig und lang anhaltend,
- postoperative Nahrungskarenz kürzer,
- Vorbeugung gegen reflexdystrophisches Syndrom,
- axillarer Zugang für ambulante Operationen geeignet,
- Krankengymnastik möglich.

Vorteile
Die Aspirationsgefahr bei vollem Magen bei dringlichen Operationen oder Repositionen ist geringer, dadurch entfallen Wartezeiten für die Magenentleerung, die für eine Narkose gefordert werden. Intubationsschwierigkeiten, besonders bei vorhandenen Mißbildungen, lassen sich umgehen. Probleme durch Schleimhautschwellungen in den oberen Atemwegen – bei Kindern besonders häufig – treten nicht auf. Vorbestehende respiratorische Probleme, z. B. bei schwerer chronischer Bronchitis, Bronchiektasen und zystischer Fibrose, verschlimmern sich nicht. Eine maligne Hyperthermie wird mit größter Wahrscheinlichkeit nicht ausgelöst. Die Furcht vor der Bewußtlosigkeit unter Narkose wird berücksichtigt. Der Bedarf an Inhalations- oder i. v.-Anästhetika wird vermindert, was bei Leberschädigung von Bedeutung sein könnte. Auf Muskelrelaxanzien kann verzichtet werden, was bei seltenen Muskelerkrankungen, Myasthenie, Cholinesterasemangel oder -atypie von Vorteil sein mag. Die Vasodilatation von Gefäßen verbessert die Perfusion der oberen Extremität. Die Aufwachphase nach Plexus-brachialis-Blockaden plus Allgemeinanästhesie ist wegen der anhaltenden Schmerzfreiheit kurz und ruhig, was bei plastischen Operationen vorteilhaft ist. Bei Wahl eines entsprechenden Lokalanästhetikums ist die postoperative Analgesie vollständig und lang anhaltend. Allerdings ist der postoperative Schmerz und somit der Analgetikaverbrauch bei Kindern geringer als bei Erwachsenen. Postoperativ können Flüssigkeit und Nahrung früher aufgenommen werden als nach einer Allgemeinanästhesie. Dem reflexdystrophischen Syndrom wird vorgebeugt. Eine ambulante Behandlung ist gut unter

axillarem Zugang möglich. Wiederholte krankengymnastische Übungen werden ermöglicht.

Nachteile
Sämtliche Blockaden des Plexus brachialis sind mit Risiken belastet. Je kleiner das Kind, desto kleiner sind die Nerven, die blockiert werden sollen und die Entfernungen zu benachbarten, gefährdeten Strukturen: Beim axillaren Zugang sind A. und V. axillaris näher am Plexus, was die Wahrscheinlichkeit einer intravasalen Injektion und Resorption erhöht; beim supraklavikularen Zugang ist die Pleurakuppel näher, was die Gefahr eines Pneumothorax erhöht; beim interskalenären Zugang ist der Wirbelkanal mit Epidural- und Subarachnoidalraum und A. vertebralis in unmittelbarer Nähe, was das Auslösen einer Spinal- und Periduralanästhesie sowie einer ZNS-Intoxikation ermöglicht. Das Lokalanästhetikum muß nur geringe Distanzen bis zu N. recurrens und N. phrenicus zurücklegen. Die im Verhältnis zum kleinen Durchmesser der Nerven großkalibrigen Kanülen können leichter zu neurologischen Schäden führen als beim Erwachsenen.

Nachteile der Plexus-brachialis-Blockade beim Kind

---

1) *Risiken*
– Intravasale Injektion,
– Pneumothorax,
– Spinal-, Periduralanästhesie,
– Injektion in A. vertebralis,
– Rekurrens-, Phrenikusparese,
– neurologische Schädigungen.

2) *Pharmakokinetik der Lokalanästhetika unvorteilhaft*
– Resorption beschleunigt,
– Bindung an Plasmaprotein vermindert?

3) *Addierung der Risiken*
– Bei Kombination Plexus-brachialis-Blockaden mit Sedierung bzw. Narkose

4) *Arbeits- und Zeitaufwand*
– Größer

5) *Seltene Indikationen*
– Geringe Erfahrung – Unsicherheit

Auch die Pharmakokinetik scheint beim Kind eher unvorteilhaft zu sein, was allerdings nur unzureichend untersucht ist. Die Resorption am Injektionsort ist beschleunigt, was zu höheren Blutspiegeln führt und somit die Gefahr der Intoxikation erhöht [9]. Lidocain ist beim Kind weniger an Plasmaprotein gebunden, so daß die Konzentration des freien Lokalanästhetikums ansteigt und somit die Gefahr der Lokalanästhetikumintoxikation zunimmt [9]. Ob dies auch für andere Lokalanästhetika zutrifft, ist nicht untersucht. Trotzdem scheinen die toxischen Lokalanästhetikumkonzentrationen bei Kindern und Erwachsenen etwa gleich hoch zu sein [9].

Wird die Plexus-brachialis-Blockade in Kombination mit Sedierung bzw. Narkose durchgeführt, so addieren sich die Komplikationsmöglichkeiten der zusätzlich angewandten Methoden, z. B. bei starker Sedierung Atemdepression, Verlegung der Atemwege etc., bei Allgemeinanästhesie Aspiration, Intubationsschwierigkeiten etc. Unter Narkose führen allerdings erst höhere Lokalanästhetikumkonzentrationen zu einer ZNS-Intoxikation [9].

Der Arbeitsaufwand ist bei Plexus-brachialis-Blockaden höher als bei Allgemeinanästhesie. Da Regionalanästhesien versagen oder mit Komplikationen einhergehen können, muß stets alles für eine Regional- und Allgemeinanästhesie vorbereitet werden. Die Überwachungsmaßnahmen sind allerdings unter Regionalanästhesie geringer, die psychologischen Betreuungsmaßnahmen dagegen umso größer. Die Kombination Plexus-brachialis-Blockade plus Sedierung bzw. Narkose bedeutet doppelten Arbeits- und Zeitaufwand, was evtl. das Operationsprogramm verzögert.

Manchmal dürfte es schwer fallen, die Eltern zu überzeugen, daß eine Regionalanästhesie für ihr Kind vorteilhafter ist als eine Allgemeinanästhesie, da sie selbst eine Regionalanästhesie als psychisch belastender empfinden als eine Narkose.

Operationen der oberen Extremitäten im Kindesalter sind im üblichen Krankenhaus nicht häufig. Meist handelt es sich um operative Versorgungen nach Spiel- und Sportunfällen. Somit hat der Anästhesist wenig Gelegenheit, die Plexus-brachialis-Blockaden beim Kind wiederholt durchzuführen; seine Erfahrung bleibt beschränkt, er bleibt unsicher in seinen Fähigkeiten. Dies wiederum bedeutet wenig Anreiz, diese Betäubungsmethode selbst bei geeigneter Indikation und bei geeigneten Kindern zu wählen.

Die Abwägung der Vor- und Nachteile der Plexus-brachialis-Blockaden beim Kind zeigt keine eindeutige Überlegenheit der Regionalanästhesie gegenüber der Narkose. Außerdem sprechen keine eindeutigen Gründe für die Kombination von Regionalanästhesie und starker Sedierung bzw. Narkose. Eventuelle Vor- und Nachteile müßten durch kontrollierte Untersuchungen belegt werden.

Diskussion

Bemerkung Zenz: Ganz so negativ wie Herr Lanz würde ich das nicht sehen. Ich meine, daß Kinder die Plexusanästhesie häufig geduldiger über sich ergehen lassen als Erwachsene.
Zweitens meine ich, daß wir recht häufig Kinder mit banalen Verletzungen der oberen Extremitäten haben, die nicht in Oberst-Anästhesie versorgt werden können, die einen vollen Magen haben und deshalb das ideale Objekt für die Plexusanästhesie sind. Nach Sedierung mit einem Zäpfchen läßt sich bei diesen Kindern sehr gut eine Leitungsanästhesie legen. Ich würde daher das Anlegen eines Plexus im Kindesalter nicht so pessimistisch sehen wollen.

Bemerkung Kühn: Herr Zenz, im Verhältnis zu Ihnen wenden wir die Plexusanästhesie relativ selten an. Wir gehen darin mit Ihnen konform, daß wir den Kindern die Plexusanästhesie nicht nach der „Holzhammermethode" aufschwatzen wollen. Wenn jedoch der Anästhesist, der den Plexus legen wird, dem Kind die Form der

Anästhesie eindeutig darlegt und klarmacht, ist es erstaunlich, in wieviel Fällen die Plexusanästhesie von Kindern toleriert wird. Erstaunlich sind oft die Reaktionen der Kinder nach Anlegen des Plexus; sie fragen: „Ist das mein Arm?" oder „Ich habe ja gar nichts gemerkt". Insbesondere bei nicht nüchternen Kindern und kurzen chirurgischen Manipulationen im Bereich des Unterarms ist die Plexusanästhesie – die Mitarbeit des Kindes vorausgesetzt – eine ideale Alternative zur Allgemeinanästhesie.

Bemerkung Lanz: Herr Zenz, ich kann Ihren Ausführungen nur zustimmen. Nur gebe ich zu bedenken, daß Sie an einem Haus tätig sind, in dem es eine Handchirurgie gibt. Dadurch werden sehr häufig Plexusanästhesien durchgeführt. In einem kleinen und mittleren Haus ist dies sicherlich nicht der Fall. Es fehlt die Erfahrung und die Übung, und dann wird die Ausführung des Plexus im Bedarfsfall sicher nicht optimal sein.

Bemerkung Zenz: Ich glaube, daß die Plexusanästhesie im Kindesalter im Gegensatz zu der im Erwachsenenalter gerade eine ideale Anwendungsform beim nicht nüchternen Kind und entsprechender operativer Indikation ist, da sie viel leichter durchzuführen ist. Der Gefäß-Nerven-Strang ist wesentlich einfacher zu tasten, als bei den adipösen Armen Erwachsener. Der Plexus liegt unter der Haut, so daß er Ihnen fast entgegenspringt, sie brauchen nichts anderes zu tun, als eine Hautquaddel zu setzen und mittels einer Nadel das entsprechend dosierte Depot des Lokalanästhetikums zu injizieren. Deshalb meine ich, daß man nicht sagen kann, man muß es hundertmal gemacht haben, damit im Bedarfsfall der Patient optimal versorgt ist.

Bemerkung Kühn: Ich kann Sie nur darin unterstützen, Herr Zenz, die Plexusanästhesie ist beim Kind leichter durchzuführen, wobei auch beim relativ Ungeübten eine recht hohe Erfolgsquote gewährleistet ist. Dennoch scheint mir hier die Fragestellung anders zu liegen. Handelt es sich bei der Plexusanästhesie im Normalfall, d.h. bei einer vorgeplanten Operation und einem entsprechend nüchtern vorbereiteten Kind um eine kindgerechte Narkose? Wir haben die Auswahl zwischen 2 Narkoseformen a) der Leitungsanästhesie, b) der Allgemeinnarkose. Wenn wir in der Erwachsenenanästhesie den Patienten mit in den Entscheidungsprozeß soweit wie möglich und notwendig mit einbeziehen, warum tun wir das nicht im Kindesalter?

Bemerkung Sprotte: Ich glaube, hier sind einige Widersprüche aufgetreten, die es zu klären gilt. Zum ersten zu der Frequenz der Fälle, bei denen eine Leitungsanästhesie im Kindesalter an der oberen Extremität notwendig wird. Wie Herr Zenz sicherlich weiß, werden die meisten Kinder gar nicht von uns Anästhesisten versorgt. Sie kommen in die chirurgische Ambulanz, sei es, daß es sich um Schulunfälle oder Wegeunfälle handelt, sei es, daß es sich um Repositionen oder Verletzungen an den Endgliedern der oberen Extremität handelt. Der Chirurg, der weiß, daß das Kind nicht nüchtern ist, setzt entweder eine Infiltrationsanalgesie oder eine Bruchspaltanästhesie, und das Kind wird nicht optimal versorgt. Das ist die Regel, und erst bei sehr großen Verletzungen denken die Chirurgen daran, einen Anästhesisten hinzuzuziehen. Solange solche Verhältnisse herrschen, ist es sinnlos, darüber zu diskutieren, ob die Plexusanästhesie oder die Allgemeinnarkose kindgerechter ist.

Auch an den Kreiskrankenhäusern gibt es sehr viele Hand- und Unterarmverletzungen bei Kindern, und all diese Verletzungen werden mit falschen Lokalanästhesien versorgt und gehen am Anästhesisten vorbei. Hier sehen die Chirurgen nach meiner Ansicht nicht die richtige Relation. Ein suffizient gelegter Plexus versorgt ein Kind anästhesiologisch sicherlich wesentlich besser als eine Bruchspaltanästhesie.

Zum anderen: Die Entscheidung dem Patienten zu überlassen, welche Anästhesie er haben will, halte ich für grundsätzlich falsch. Hiermit ist der Patient absolut überfordert. Es gibt eine interessante Untersuchung aus Wien, wo Patienten nach verschiedenen Narkoseformen über ihre Eindrücke, positive wie negative, befragt wurden. Hieraus ging hervor, daß viele Patienten sich mit der Entscheidung, welche Art der Narkose durchzuführen sei, vom Arzt alleingelassen fühlten und dies als sehr unangenehm empfanden. Der Patient ist mit dieser Entscheidung überfordert.

Antwort Kühn: Ich glaube, ich muß ein Mißverständnis ausräumen. Es geht hier nicht um eine Pseudoliberalität, dem Patienten und damit dem Kind die Entscheidung aufzubürden, sondern es geht schlichtweg darum, den Patienten an der Entscheidung bzw. an der Willensbildung teilnehmen zu lassen. Ich glaube, es ist sehr wohl möglich, dies auch bei Kindern durchzuführen. Selbstverständlich nur in dem Fall, daß sich mehrere Narkosemöglichkeiten als gleich gut anbieten. Ein Kind wird sehr genau sagen können, ob es lieber einen „Pieks" (Injektion) haben möchte, oder ob es mittels Maske, dafür aber mit einem stechend riechenden Gas, einschlafen will. Wenn man hier die Vorzüge und die Nachteile der jeweiligen Narkoseform darstellt, kann man auch mit Kindern, selbstverständlich nur mit Kindern ab Schulalter, eine entsprechende Kooperation führen. Die Zeit, in der wir Ärzte auftreten und diktatorisch sagen konnten, das wird so gemacht, ohne Einzelheiten zu erläutern bzw. zu erklären, ist nach meiner Ansicht auch in der Kinderanästhesie vorbei.

Frage: Herr Zenz, Sie haben nach meiner Ansicht recht unglückliche Beispiele gewählt. Sie haben ausschließlich kleine Verletzungen der oberen Extremität gewählt, um den Einsatz der Plexusanästhesie als sinnvoll darzustellen. Ich glaube, daß man hier mit Kanonen nach Spatzen schießt. Muß ich denn wirklich eine Anästhesie anlegen, die 2–3 h anhält, für einen Eingriff, der innerhalb von 5 min erledigt ist?

Antwort Zenz: Erstens hat Herr Sprotte uns ein schönes Beispiel gegeben, wie die sog. kleinen Eingriffe bei Kindern durch den Chirurgen primär versorgt werden. Zweitens kann ich überhaupt nicht einsehen – und das gilt sowohl für Erwachsene wie für Kinder – warum ich eine Regionalanästhesie machen muß, die nur 1 h anhält, für eine Operation, die 1 h benötigt. Ich kann nicht einsehen, warum ich die postoperative Analgesie, die ich dem Patienten mit dieser Methode bieten kann, durch Anwendung anderer Methoden vorenthalten soll. Ich habe bei einem Kollegen einen Plexus gemacht, der unerwarteterweise 24 h anhielt, was mich zwar zunächst beunruhigte; der Kollege war jedoch darüber sehr glücklich, da er für die ganze Zeit keinerlei Schmerzmittel bedurfte. Wir sollten uns nicht dahin leiten lassen, daß wir sagen, 5 min dauert die Operation, gut, lege ich eine Regionalanästhesie sicherheitshalber für 10 min an, für den Fall, daß der Operateur etwas später kommt. Ich halte das nicht für den richtigen Weg.

Bemerkung Büttner: Herr Zenz, das stimmt nicht ganz. Ich glaube, Sie machen nicht nur eine Analgesie, sondern evtl. auch eine motorische Lähmung, und das geht nach meiner Ansicht ein bißchen weit. Ich halte das einfach wirklich nicht für erforderlich. Hier ist ernsthaft zu fragen, ob postoperative Analgesie bei Kindern so im Vordergrund steht. Nach meiner Ansicht tut sie es nicht.

Literatur

1. Dekrey JA, Balas GI (1981) Regional anesthesia for surgery of the shoulder. A review of 1 500 cases. Reg Anaesth 4: 46–48
2. Eather KF (1975) Regional anesthesia for infants and children. In: Furman EB (ed) The anesthesiologist's role in pediatric acute care. Int Anaesth Clin 13 3: 19–48
3. Eriksson E (1969) Atlas der Regionalanaesthesie. Sorensen, Kopenhagen, S 80
4. Hempel V, Baur KF (1982) Regionalanaesthesie für Schulter, Arm und Hand. Urban & Schwarzenberg, München Wien Baltimore
5. Hoffmann P, Schockenhoff E, Wagner U (1983) Axilläre Blockade des Plexus axillaris im Kindesalter. Reg Anaesth 6: 86–87
6. Ilias W, Zimpfer M, Mutz N (1981) Plexusanalgesie im Kindesalter. In: Haid B, Mitterschiffthaler G (Hrsg) Zentraleuropäischer Anaesthesiekongreß, Bd 2. Anaesthesiol Intensivmed 140: 67–70
7. Leak WD, Winchell SW (1982) Regional anesthesia in pediatric patients, review of clinical experience. Reg Anesth 7: 64–65
8. Niesel HC, Rodriguez P, Wilsmann I (1974) Regionalanaesthesie der oberen Extremität bei Kindern. Anaesthesist 23: 178–180
9. Schulte-Steinberg O (1980) Neural-blockade for pediatric surgery. In: Cousins MJ, Bridenbaugh PO (eds) Neural-blockade in clinical anesthesia and management of pain. Lippincott, Philadelphia Toronto, pp 504–523
10. Winnie AP (1970) Interscalene brachial plexus block. Anesth Analg 49: 455–466

Postoperative Schmerzbekämpfung mittels periduraler Opiatanalgesie bei Kindern

K. Kühn

Es ist unbestreitbar, daß die peridurale Opiatanalgesie in der Praxis in den letzten Jahren eine stürmische Entwicklung durchlaufen und zunehmende Bedeutung erlangt hat. Sei es zur postoperativen Schmerztherapie oder zur Behandlung von Karzinomschmerzen im Erwachsenenalter – sie hat aufgrund der guten und lang anhaltenden analgetischen Wirkung sowie des Fehlens schwerwiegender Nebenwirkungen eine rasche Verbreitung gefunden.

Sind Schmerzen, postoperativ oder ausgelöst durch ein Malignom, bei Kindern weniger intensiv – oder warum wird diese bewährte Art der Schmerzbehandlung im Kindesalter gar nicht oder nur sporadisch angewendet? Selten finden sich Hinweise auf diese Art der Behandlung im Kindesalter in der Literatur. Da Kinder ebenso wie Erwachsene den Schmerz empfinden, sind es nach meiner Ansicht verschiedene Gründe, die einer raschen Verbreitung dieser Methode im Kindesalter entgegenstehen:

1. Die Angst vieler Anästhesisten, im Kindesalter einen Periduralkatheter zu legen. Diese Angst ist unbegründet, da die anatomischen Verhältnisse nur bis zum Ende des 1. Lebensjahrs unterschiedlich zu denen des Erwachsenen sind.
2. Die Auffassung, Kinder erlebten den Schmerz nicht so intensiv wie Erwachsene. Dies ist nur bedingt richtig. Bei kleinen Operationen kommen Kinder sicherlich schneller über den Schmerz hinweg als Erwachsene. Bei wirklich intensiven Schmerzen sind andererseits die Kinder diesem hilfloser ausgesetzt als der Erwachsene, da ihnen das Verständnis für die Ursache des Schmerzes fehlt. Die oft gehörte Meinung, Kinder zeigten häufig keinerlei Schmerzäußerungen, ist kein Beweis dafür, daß die Kinder keine Schmerzen empfinden. Ihre Schmerzäußerungen sind anderer Art. Sie ziehen sich zurück, sind ruhig und passiv.
3. Maligne Tumorerkrankungen und damit auch die großen postoperativen Eingriffe bei Kindern sind seltener, und man wird deshalb nicht häufig in die Lage versetzt, einen Langzeitkatheter zur periduralen Schmerzbehandlung zu legen.

Im Jahre 1982 wurden insgesamt 2023 Kinder in unserer Klinik anästhesiert. Davon erhielten 2,1% (43 Fälle) eine Kombination aus Intubation und Leitungsanästhesie. Diese Zahl läßt erkennen, daß die Indikation für eine postoperative Schmerzbehandlung mittels peridduralem Langzeitkatheter im Kindesalter sehr streng zu stellen ist. Eine solche Indikation ist z. B. bei Thorakotomien, wo postoperativ eine gute Ventilation unbedingt erforderlich ist, nahezu unerläßlich. Als Paradebeispiel sei die Mukoviszidose erwähnt. Hier ist es besonders wichtig, daß die Kinder nach der Operation gut abhusten, da der verbleibende Schleim eine Grundlage für Pneumonien darstellt, die dann das gesamte Operationsergebnis in Frage stellen.

Das Legen des Katheters erfolgt in der üblichen Weise. Selbstverständlich hat eine sorgfältige Untersuchung und entsprechende Aufklärung sowohl des Kindes wie auch der Eltern vorauszugehen. Die Anlage des Katheters erfolgt präoperativ in der Allgemeinnarkose, in der der Eingriff durchgeführt wird. Aus diesem Grund sind sämtliche Bedingungen, die für die Kinderanästhesie gelten, auch bei der Anlage des Katheters unbedingt zu beachten. Die Vorteile der Maskeneinleitung oder der rektalen Methohexitaleinleitung können voll genutzt werden. Nach Intubation und Lagerung [2] des Kindes erfolgt die Durchführung und Anlage des Periduralkatheters. Zu beachten ist, daß das Monitoring für die normale Kinderanästhesie beibehalten wird. Sowohl das ösophageale Stethoskop wie die Brustwandelektroden für das EKG sind eine unabdingbare Voraussetzung. Mit Hilfe des EKGs lassen sich Arrhythmien auf die Testdosis sofort erkennen. Ebenso ist eine kontinuierliche sichere Überwachung der Beatmung des Patienten während der Manipulation unerläßlich. In der überwiegenden Zahl der Fälle kommt man mit einem bei L 3/L 4 gelegtem Katheter aus. Selten ist ein thorakaler Katheter vonnöten. Dies nur insofern, als keine freie Passage das Lokalanästhetikums im Epiduralraum gewährleistet ist, wie z. B. durch Metastasen oder Frakturierungen im Rückenmarkskanal. Ist das nicht der Fall, reicht ein lumbaler Katheter aus, da hier dem Anästhesisten die anatomischen Verhältnisse im Kindesalter zugute kommen [4].

Das epidurale Fettgewebe bei Säugling und Kleinkind ist eine schwammartig-gallertig aufgelockerte Masse, die stark vaskularisiert ist. Daher ist nur bei Kindern und Kleinkindern eine regelmäßige longitudinale Ausbreitung der Analgesie zu erreichen – im Gegensatz zu einer nicht genau vorhersehbaren Verteilung des Lokalanästhetikums im Erwachsenenalter. Nach Anlage des Katheters erfolgt die Injektion einer Testdosis. Diese ist unerläßlich, da nach heutigen Erkenntnissen ein negativer Aspirationstest nicht ausreicht, um eine Komplikation, nämlich die intravasale Katheterlage, sicher auszuschließen. Als Testlösung verwenden wir ein Gemisch aus 0,9%iger Kochsalzlösung mit Atropin im Verhältnis 1:5. Unter genauer Beobachtung des EKGs läßt sich eine intravasale Katheterlage schnell erkennen. Erst danach erfolgt die Injektion von 0,5%igem Bupivacain ohne Adrenalinzugabe.

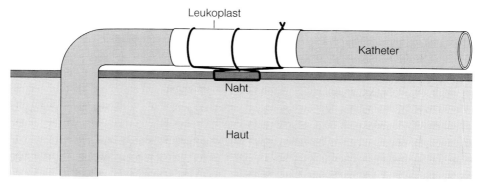

Abb. 1. Befestigung des Periduralkatheters

Auf diese Weise lassen sich Narkotika, seien es gasförmig oder intravenös gegebene, einsparen. Die Dosierung des Lokalanästhetikums richtet sich nach dem Alter des Patienten und nach der Anzahl der Segmente, die analgetisch gemacht werden sollen. Die Dosierungsformel lautet: 0,1 ml [1] pro Lebensjahr und Spinalsegment. Meist trifft jedoch die einfachere Formel 1 ml pro Lebensjahr zu. Dies gilt ebenso für 1%iges Lidocain wie für 0,5%iges Bupivacain. Die Katheterfixierung (Abb. 1) erfolgt zunächst mit einer perkutanen Naht, danach mit einem Tegadermverband. Vorher wird die Einstichstelle mit Polividon-Jod-Salbe dick eingerieben. In der üblichen Weise wird der Katheter bis zur Brust mit hautfreundlichem Pflastermaterial fixiert, er endet mit einem Bakterienfilter.

Postoperativ erfolgt die Schmerzbehandlung, sobald der Patient wach und ansprechbar ist, entweder mit Morphin oder mit Temgesic.

An Nebenwirkungen der Therapie sind zu nennen:
1) systemische Nebenwirkungen:
 – Übelkeit,
 – Injektionsschmerz,
 – Miktionsstörungen,
 – Juckreiz,
 – Magendepression.

Bei unseren Patienten traten Injektionsschmerz und Miktionsstörungen als Nebenwirkungen auf. Erbrechen, Übelkeit, Atemdepressionen und Juckreiz wurden von uns nicht beobachtet.

Atemdepressionen nach Morphingabe sind ebenso wie nach Temgesic beschrieben. Aus der Literatur ist jedoch bekannt, daß diese mit Narcanti aufgehoben werden können. Es scheint deshalb von nicht geringer Bedeutung, daß die Kinder während der analgetischen Behandlung mit Morphingaben über den Periduralkatheter intensiv beobachtet werden. Bei uns erfolgt die postoperative Schmerzbehandlung sowohl auf der Intensivstation als auch, nach Verlegung des kleinen Patienten, auf der Normalstation. Aus diesem Grund ist es zwingend notwendig, daß auf jeder Station, auf der eine entsprechende Behandlung vorgenommen wird, das Antidot Narcanti griffbereit ist.

Die von uns beobachtete Miktionsstörung bildete sich von selber zurück. Den Injektionsschmerz beobachteten wir sehr ausgeprägt bei 50% der Patienten. Hervorgerufen wird der Injektionsschmerz durch den Druck des zugeführten Volumens auf die Spinalwurzel. Bei guter Lage des Katheters ist dieser Injektionsschmerz etwas zu reduzieren, indem die Volumengabe sehr langsam erfolgt.

2) Spezifische lokale Nebenwirkungen (Infektionen):
 – lokale subkutane Abszesse,
 – meningeale Abszesse,
 – Meningitis.

In einem Fall beobachteten wir 7 Tage nach Anlage des Katheters einen lokalen subkutanen Abszeß. Nach Entfernung des Katheters heilte die Wunde reizlos ab. Um Infektionen zu vermeiden, ist eine kontinuierliche sterile Pflege eine Conditio sine qua non. Der Bakterienfilter muß täglich gewechselt werden, die täglichen Analgetikagaben haben unter sterilen Bedingungen stattzufinden; d. h. zur Injektion sind sterile Handschuhe anzuziehen. Das gleiche gilt für den Verbandswechsel, wobei auf die Einstichstelle zunächst Polividon-Jod-Salbe gegeben wird und anschließend ein Pflasterverband mit Tegarderm erfolgt. Die körperliche Hygiene des Patienten muß sorgfältig durchgeführt werden. Die Kinder sollen täglich gebadet werden, was bei liegendem Katheter sehr gut möglich ist. Als Paradebeispiel einer sinnvollen postoperativen Periduralanalgesie mittels Langzeitkatheter möchte ich einen $7^{10}/_{12}$ Jahre alten Jungen mit Mukoviszidose erwähnen, der nach Mittellappenresektion keine Schwierigkeiten beim Abhusten hatte und bei dem schon sehr frühzeitig aufgrund der Schmerzfreiheit mit Klopfmassage begonnen werden konnte. Inzwischen erhalten alle Kinder, die sich einer Thorakotomie unterziehen müssen, bei uns einen Periduralkatheter zur postoperativen Schmerzbehandlung, sofern die Kontraindikationen nicht normale Blutgerinnung (PTT < 40, Quick-Wert < 50), vorangegangene Erkrankungen des ZNS, septische Erkrankungen oder Mißbildungen im Wirbelsäulenbereich nicht vorliegen. Die Indikationsstellung für diese Art der Schmerzbehandlung bei Laparatomien sind wesentlich strenger.

Bei den auf der folgenden Übersicht aufgeführten Indikationen sehen wir die postoperative Schmerzbehandlung mittels PDA als sinnvoll an.

Indikationen für die postoperative Schmerzbehandlung mittels der kontinuierlichen PDA nach Laparatomie

- Leberteilresektion,
- urogenitale Fistel,
- Blasenersatz (z. B. Kolonkonduit),
- Duhamel-Operation,
- außerdem: multiple großflächige Quetschverletzungen.

Die Indikation für die kontinuierliche Schmerztherapie bei Tumorpatienten mittels Periduralkatheter sind:

- stärkste Schmerzen,
- terminales Stadium,
- hoher Analgetikaverbrauch,
- Unwirksamkeit der Analgetika.

Als Kontraindikationen sind zu nennen:
- operationsfähiger Befund,
- mögliche Cardiotomie,
- intrathekale Neurolyse.

Selbstverständlich hat auch bei diesen Patienten eine sorgfältige Untersuchung und eine entsprechende Aufklärung sowohl des Kindes wie der Eltern vor Anlage des Katheters zu erfolgen.

Wir haben die Erfahrung gemacht, daß Kinder weniger vor dem Einstich und dem Legen des Katheters als vor dem „Anders-Sein" nach Erhalt des Katheters

Angst haben. Hier ist es besonders wichtig, auf Wünsche und Ängste der kleinen Patienten Rücksicht zu nehmen. Sie fürchten, daß andere Kinder den Katheter sehen können und daraus eine Hänselei entsteht. Man kann diesen begründeten Ängsten dadurch entgegentreten, daß man den Kindern eindeutig sagt, daß der Katheter unsichtbar unter der Kleidung liegen wird.

Selbst wenn man sich entschließt, wie wir es mehrfach getan haben, von den einmaligen bzw. mehrmaligen täglichen Injektionen abzugehen und das Analgetikum kontinuierlich [3] über einen Perfusor zuführen zu lassen, ist es möglich, diesen so geschickt zu verbergen, daß er von anderen kaum wahrgenommen wird. Bei uns wurden bis jetzt zur finalen Schmerzbehandlung 8 Periduralkatheter bei 6 Kindern gelegt; davon 7 lumbale und 1 thorakaler. Der thorakale Periduralkatheter wurde nötig, da sich aufgrund einer Metastasierung eine genügende Analgesieausbreitung kranialwärts nicht erreichen ließ. Bei diesem Kind wurden insgesamt 3 Katheter notwendig, 2mal erhielt es einen lumbalen, einmal einen thorakalen Periduralkatheter.

Erst auf diese Weise war ad finitum eine gute Analgesie erreichbar. Die medikamentöse Behandlung erfolgt mit Morphin oder Buprenorphin (Temgesic). Die Einzeldosis der Morphingaben lag zwischen 2 und 12 mg, die Tagesdosis zwischen 2 und 54 mg. Der Anstieg der benötigten Morphinmenge ist nicht bedingt durch einen Anstieg der Toleranz, sondern damit zu erklären, daß mit nahendem Lebensende die Schmerzen größer werden, z. T. bedingt durch zunehmende Metastasierung. Die initiale Dosierung für Buprenorphin (Temgesic) beträgt 0,1 mg, die für Morphin 2 mg. Mit Schmerzzunahme ist eine Erhöhung erforderlich.

In der Schmerzambulanz von Zenz [5] werden nach Anlage des Periduralkatheters die Patienten in die Eigenbetreuung entlassen. Auch wir haben die Kinder in die häusliche Betreuung entlassen, lehnen aus psychologischen Gründen die Injektion durch die Eltern jedoch ab. Die Anlage des periduralen Langzeitkatheters erfolgt ebenfalls in Narkose, wobei wir in allen 8 Fällen eine Ketanestnarkose gewählt haben. Das oben angeführte Monitoring der Kinderanästhesie ist in gleichem Maße zu beachten. Der anfänglich erwähnte Injektionsschmerz wurde bei uns nicht mehr beobachtet, seitdem wir, sofern eine mehrfache tägliche Injektion notwendig wird, Perfusoren einsetzen. Auf diese Weise konnten wir den Patienten nicht nur eine humanere Behandlung im Kreis der Familie angedeihen lassen, sondern auch eine wesentliche Schmerzerleichterung gewähren. Der am längsten von uns versorgte Katheter lag über 3 Monate, ohne daß Komplikationen beobachtet wurden. Nach Entfernung des Katheters nach 92 Tagen zeigte sich nur eine kleine ausgestanzte Stelle um den Katheter ohne Anzeichen einer Entzündung. Ich bin der Überzeugung, daß wir es uns heute nicht mehr leisten können, auf diese Methode der Schmerzbekämpfung im Kindesalter zu verzichten.

Diskussion

Bemerkung Sprotte: Ich glaube, es ist notwendig, den letzten Satz etwas zu relativieren. Auch als starker Anhänger der Regionalanästhesie sowie der Schmerzbehandlung mittels rückenmarksnahen Opiatgaben bin ich der Auffassung, daß auch ohne Periduralkatheter das Finalstadium im Kindesalter sicher schmerzfrei gemacht werden kann. Sei es mittels Dauertropfinfusion von Opiaten oder Opioiden in Verbindung mit Psychopharmaka oder aber durch intravenös gegebene peripher oder zentral wirkende Analgetika.

Bemerkung Zenz: Herr Sprotte, es ist völlig klar, daß ich mit Ihrer Bemerkung etwas herausgefordert bin. Ich halte die Infusion absolut nicht für eine Alternative. Wir alle verfügen nicht über die Erfahrungen, wie sie die Engländer besitzen. Was ich akzeptiere, ist jede Form der oralen Therapie. Allerdings hatten wir bisher wenig Alternativen, bevor das sublinguale Buprinorphin (Temgesic) auf den Markt kam. Eine Infusion macht genau das, was ich nicht haben möchte. Sie bindet den Patienten ans Bett, sei es zu Hause, sei es in der Klinik, an den Infusionsständer, an den Arzt oder die Schwester, die dauernd aufpassen müssen, um rechtzeitig an- oder abzustellen. Kurz, der Patient wird, um symbolisch zu sprechen, gefesselt.

Das war der Grund, warum zu der Zeit, als es noch keine sinnvolle orale Gabe der Opiate gab, so viel mit periduralen Opiatgaben beim Karzinomschmerz behandelt wurde. Eine Form der Schmerztherapie, die mit 1, 2 oder 3 Gaben den Patienten völlig schmerzfrei und unabhängig vom Arzt macht, ihn nach Hause gehen läßt und nicht mehr ans Bett fesselt. Seit kurzem gibt es alternativ zur periduralen Opiatgabe das sublinguale Buprinorphin mit ebenfalls gutem Erfolg.

Literatur

1. Brown TCK, Fisk GC (1980) Anaesthesia for children. Blackwell Scientific Publications, Oxford, p 261
2. Erikson E (1980) Atlas der Lokalanästhesie. Springer, Berlin Heidelberg New York, S 127
3. Kühn K, Hausdörfer J, Rothe KF (1981) Schmerzbekämpfung mit epiduralen Morphininjektionen. Anaesthesist 30: 521–523
4. Schulte-Steinberg O (1981) Zum gegenwärtigen Stand der Epiduralanästhesie im Kindesalter. Anaesthesiol Reanim 6: 323–334
5. Zenz M (1981) Peridurale Opiat-Analgesie. Fischer, Stuttgart, S 83–102

Sachverzeichnis

Adrenalin 9, 32
Angstniveau 14
Arteria
– axillaris 23, 26
– subclavia 23, 26
Aspiration 25
Atemdepression 27
Atropin 8, 9, 15, 19

Bauchlage 8, 20
Bronchialerkrankungen 25
Bupivacain 4, 5, 23, 24, 31, 32, 33, 35, 36
Buprenorphin 4, 12, 13, 33, 35, 36

Chlorprothixen 19
Circumcision 7, 21
Cornua sacralia 3

Dauerkatheter 5, 7
Diazepam 18, 19
Droperidol 19

Einstichwinkel 3
Etidocain 24

Flunitrazepam 19

Harnretention 5
Hiatus sacralis 3, 14
Hospitalisation 20
Hypospadie 7

Intoxikation
–, Lokalanästheticum 26
–, ZNS 26
Intubation 4, 10, 11, 25, 32

Kammerflimmern 9

Ketamin 13, 15, 18, 21, 24, 35

Latenzzeit 11
Lidocain 13, 23, 24, 26, 33

maligne Hyperthermie 18, 25
Malignom 31
Mepivacain 24
Methohexital 20, 32
Morphin 33, 35
Mucoviscidose 31
Muskelerkrankungen 25

Narcanti 33
Nervenstimulation 25
Nervus
– recurrens 26
– phrenicus 26

Opiate 21, 31, 33, 35, 36
Orchidopexie 21

Parästhesien 25
Paraphimose 7
Perfusor 35
Periduralkatheter 22, 31, 32, 33, 35
Pneumothorax 26
Prilocain 24
Processus spinosus 3

Reposition 25, 28, 29
Richtdosen 24

Sedierung 13, 15, 18, 19, 27
Seitenlage 8

Testdosis 8, 32
Thiopental 19, 20, 21

Prämedikation im Kindesalter

Herausgeber: **K. Kühn, J. Hausdörfer**

Unter Mitarbeit von U. Bauer-Miettinen, G. Kraus, F. J. Kretz, S. Piepenbrock, H. Sueß, M. Tryba, F. Yildiz

1983. 34 Abbildungen, 15 Tabellen. IX, 66 Seiten (Kinderanästhesie)
DM 28,-
ISBN 3-540-12472-1

Inhaltsübersicht: Einführung. – Rektale Narkoseeinleitung bei Kindern. – Narkoseeinleitung bei Kindern durch i. m.-Verabreichungen von Methohexital. – Ein alternatives Verfahren zu i. m.-Prämedikation im Kindesalter: Die orale Prämedikation. – Narkoseeinleitung bei Kleinkindern durch rektale Applikation von Methohexital. – Cimetidin als Adjuvans zur Prämedikation. – Rektale Narkoseeinleitung mit Methohexital bei Kindern im ambulanten Bereich. – Sachverzeichnis.

Die Entwicklung von Spezialgebieten hat sich auch in der Anästhesie in den letzten Jahren mehr und mehr durchgesetzt. Dabei begann im Gegensatz zu den angloamerikanischen Ländern die Spezialisierung der Kinderanästhesie in Deutschland erst relativ spät.

Die physiologischen, pathophysiologischen und pharmakodynamischen Reaktionen des Kindes sind unterschiedlich zu denen des Erwachsenen. Nur unter Berücksichtigung dieser Unterschiede kann eine sichere adäquate Narkose im Kindesalter durchgeführt werden.

Im vorliegenden Buch wird aus dem Gesamtgebiet der Kinderanästhesie der Problemkreis Prämedikation herausgegriffen, um ihn von allen Seiten zu durchleuchten und auf diese Weise Fortschritte und Trends allen Interessierten nahezubringen.

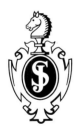

Springer-Verlag
Berlin
Heidelberg
New York
Tokyo

Anaesthesie in der Geburtshilfe
Herausgeber: **M. Zenz, H. Weitzel**
Unter Mitarbeit zahlreicher Fachwissenschaftler
1981. 14 Abbildungen, 20 Tabellen. IX, 87 Seiten
DM 29,–. ISBN 3-540-11013-5

Kinderanaesthesie
Prämedikation – Narkoseausleitung
Ergebnisse des Zentraleuropäischen Anaesthesiekongresses
Berlin 1981
Band 4
Herausgeber: **J. B. Brückner**
1983. 162 Abbildungen, 75 Tabellen. XIII, 275 Seiten
(Anaesthesiologie und Intensivmedizin, Band 157)
DM 108,–. ISBN 3-540-12153-6

Kinderheilkunde
Herausgeber: **G.-A. v. Harnack**
Unter Mitarbeit zahlreicher Fachwissenschaftler
6., neubearbeitete Auflage. 1984. 188 Abbildungen. XIV, 413 Seiten
DM 48,–. ISBN 3-540-13024-1

P. Lemburg
Künstliche Beatmung beim Neugeborenen und Kleinkind
Theorie und Praxis der Anwendung von Respiratoren beim Kind
1980. 85 Abbildungen. X, 146 Seiten
(Anaesthesiologie und Intensivmedizin, Band 128)
DM 63,–. ISBN 3-540-09659-0

Narkosebeatmung im Kindesalter
Herausgeber: **F. W. Ahnefeld, K.-H. Altemeyer, H. Bergmann, C. Burri, W. Dick, M. Halmágyi, G. Hossli, E. Rügheimer**
Unter Mitarbeit zahlreicher Fachwissenschaftler
1983. 38 Abbildungen. XI, 99 Seiten
(Klinische Anästhesiologie und Intensivtherapie, Band 26)
DM 48,–. ISBN 3-540-12493-4

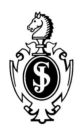

Regionale plastische und rekonstruktive Chirurgie im Kindesalter
Herausgeber: **W. Kley, C. Naumann**
1983. 266 Abbildungen, 39 Tabellen. XIX, 343 Seiten. (19. Jahrestagung der Deutschen Gesellschaft für Plastische und Wiederherstellungschirurgie, 29. bis 31. Oktober 1981, Würzburg)
DM 236,–. ISBN 3-540-12105-6

H.-J. Wüst, O. Schulte-Steinberg
Epiduralanästhesie bei Kindern und älteren Patienten
1983. 26 Abbildungen, 41 Tabellen. XI, 119 Seiten
DM 52,–. ISBN 3-540-12461-6

Springer-Verlag
Berlin
Heidelberg
New York
Tokyo